Springer-Lehrbuch

Springer

*Berlin
Heidelberg
New York
Barcelona
Budapest
Hongkong
London
Mailand
Paris
Santa Clara
Singapur
Tokio*

M. Hülse · W. Bachmann

HNO-Untersuchungskurs

Anleitung zum Untersuchungskurs für Studenten

Mit 84 Abbildungen
in 94
Einzeldarstellungen

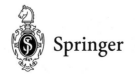

Prof. Dr. MANFRED HÜLSE
HNO-Klinik, Klinikum Mannheim
Abt. Phoniatrie u. Pädaudiologie
D-68135 Mannheim

Prof. Dr. WALTER BACHMANN
Kaiser-Wilhelm-Str. 5
D-76530 Baden-Baden

ISBN 3-540-63787-7 Springer-Verlag Berlin Heidelberg New York

Die Deutsche Bibliothek - CIP-Einheitsaufnahme
Hülse, Manfred: HNO-Untersuchungskurs : Anleitung zum Untersuchungskurs für Studenten /
Manfred Hülse ; Walter Bachmann. - Berlin ; Heidelberg ; New York ; Barcelona ; Budapest ;
Hongkong ; London ; Mailand ; Paris ; Santa Clara ; Singapur ; Tokio : Springer 1998
ISBN 3-540-63787-7

Dieses Werk ist urheberrechtlich geschützt. Die dadurch begründeten Rechte, insbesondere die
der Übersetzung, des Nachdrucks, des Vortrags, der Entnahme von Abbildungen und Tabellen,
der Funksendung, der Mikroverfilmung oder der Vervielfältigung auf anderen Wegen und der
Speicherung in Datenverarbeitungsanlagen, bleiben, auch bei nur auszugsweiser Verwertung,
vorbehalten. Eine Vervielfältigung dieses Werkes oder von Teilen dieses Werkes ist auch im
Einzelfall nur in den Grenzen der gesetzlichen Bestimmungen des Urheberrechtsgesetzes der
Bundesrepublik Deutschland vom 9. September 1965 in der jeweils geltenden Fassung zulässig.
Sie ist grundsätzlich vergütungspflichtig. Zuwiderhandlungen unterliegen den Strafbestim-
mungen des Urheberrechtsgesetzes.

© Springer-Verlag Berlin Heidelberg 1998

Die Wiedergabe von Gebrauchsnamen, Handelsnamen, Warenbezeichnungen usw. in diesem
Werk berechtigt auch ohne besondere Kennzeichnung nicht zu der Annahme, daß solche
Namen im Sinne der Warenzeichen- und Markenschutz-Gesetzgebung als frei zu betrachten
wären und daher von jedermann benutzt werden dürften.

Produkthaftung: Für Angaben über Dosierungsanweisungen und Applikationsformen kann
vom Verlag keine Gewährung übernommen werden. Derartige Angaben müssen vom jeweiligen
Anwender in Einzelfall anhand anderer Literaturstellen auf ihre Richtigkeit überprüft werden.

Herstellung: PRO EDIT GmbH, Heidelberg
Einbandgestaltung: design & production GmbH, Heidelberg
Zeichnungen: P. Zimmerling, Berlin
Satz: Mitterweger Werksatz, Plankstadt

SPIN 10534297   15/3130-5 4 3 2 1 0   Gedruckt auf säurefreiem Papier

Vorwort

Voraussetzung jeder Diagnose ist eine gründliche Untersuchung. Im Zentrum der HNO-Untersuchung steht zweifelsohne die Spiegeltechnik. Ihre Erlernung ist daher die vorrangige Aufgabe eines Spiegelkurses. Dies ist aber ohne organbezogene Vorkenntnisse in der Anatomie, der Physiologie und der Symptomatologie nicht möglich und sinnvoll. Gleichzeitig sind diese Kenntnisse auch Voraussetzung, einen erhobenen Befund richtig zu beurteilen, um zur Diagnose bzw. zu weiterführender Diagnostik zu gelangen.

Die rein technische Erlernung des Spiegelns ist daher nur Mittel zum Zweck, nie Endzweck! Das Spiegeln muß eingebettet sein in die allgemeinen Grundzüge der HNO-Diagnostik, weshalb hier nicht nur von einem Spiegelkurs, sondern von einem Untersuchungskurs gesprochen werden soll.

Mannheim u. Baden-Baden,   M. Hülse
Dezember 1997   W. Bachmann

Zur Didaktik

Das vorliegende Buch stellt für die Hals-, Nasen-, Ohrenärztliche Untersuchung wichtige Fakten kurz und übersichtlich dar. Vorliegende Symbole sollen dem Leser zur besseren Orientierung dienen und das Lernen erleichtern.

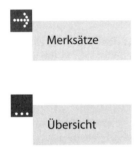

Merksätze

Übersicht

Inhaltsverzeichnis

1	**Einleitung**	1
1.1	Allgemeine Diagnostik	2
1.1.1	Anamnese	3
1.1.2	Untersuchung	4
1.2.	Grundlagen des Spiegelns	5
1.2.1	Problematik des Spiegelns	5
1.2.2	Problemlösung des Spiegelns	5
1.2.3	Der HNO-Arbeitsplatz	6
1.2.4	Vorbereitungen für das Spiegeln	8
1.3	Untersuchungsinstrumentarium	10
2	**Ohr**	13
2.1	Die Ohrmuschel und ihre prä- und retroaurikuläre Umgebung	13
2.2	Inspektion und Palpation	14
2.2.1	Äußerer Gehörgang und Trommelfell	15
2.2.2	Inspektion mittels Ohrtrichter	15
2.3	Bildgebende Verfahren	19
2.3.1	Röntgenaufnahme nach Schüller	20
2.3.2	Röntgenaufnahme nach Stenvers	21
2.3.3	Computertomographie	21
2.3.4	Kernspintomographie	21
2.4	Einige wichtige pathologische Befunde	23

2.5	Hörprüfung	25
2.5.1	Physikalisch-akustische Grundbegriffe	25
2.5.2	Physiologische Abschnitte des Hörvorganges	29
2.5.3	Diagnostische Ziele der Hörprüfung	31
2.5.4	Einteilung der Hörprüfmethoden	31
2.5.5	Subjektive Hörprüfungen	34
2.5.6	Semiobjektive, apparative Hörtests	36
2.5.7	Objektive Hörprüfung	48
2.6	Tubenfunktionsprüfung	55
2.7	Gleichgewichtsprüfung	57
2.7.1	Anatomie	57
2.7.2	Anamnese	57
2.7.3	Untersuchung	59
3	**Nase – Nasennebenhöhlen**	69
3.1	Anatomische und physiologische Vorbemerkungen: Nase	69
3.2	Anatomische Vorbemerkungen: Nasennebenhöhlen	73
3.3	Anamnese	74
3.4	Untersuchungsgang	76
3.4.1	Allgemeine Symptome	76
3.4.2	Befundung der Umgebung der Nase	76
3.4.3	Befundung der äußeren Nase	77
3.4.4	Befundung des Naseninneren (Rhinoscopia anterior)	78
3.5	Sonographie (Ultraschalldiagnostik)	82
3.6	Bildgebende Verfahren	84
3.6.1	Röntgenaufnahme	84
3.6.2	Computertomographie	84
3.6.3	Kernspintomographie	86

3.7	Prüfung der Durchgängigkeit, der „Nasenluftpassage"	86
3.7.1	Grundregeln der Diagnostik der behinderten Nasenatmung	90
3.8	Geruchs- und Geschmacksprüfung	91
4	**Nasopharynx (Epipharynx)**	**93**
4.1	Epipharyngoskopie (Rhinoscopia posterior)	94
5	**Mund, Rachen**	**97**
5.1	Anatomische und physiologische Vorbemerkungen	98
5.2	Typische Symptome	99
5.3	Untersuchungstechnik	100
5.3.1	Allgemeines	100
5.3.2	Der Untersuchungsgang im Einzelnen	101
5.4	Pathologische Schleimhautveränderungen der Mund-Rachen-Schleimhaut	108
6	**Kehlkopf**	**111**
6.1	Anatomische Vorbemerkungen	111
6.2	Kehlkopfinspektion	116
6.2.1	Äußere Besichtigung und Palpation	116
6.2.2	Direkte Laryngoskopie	117
6.2.3	Indirekte Laryngoskopie	117
6.3	Pathologische Spiegelbefunde	122

6.4	Leitsymptome des Kehlkopfes	123
6.4.1	Luftnot: Dyspnoe/Apnoe	123
6.4.2	Fehlender Stimmbandschluß: Verschlucken	125
6.4.3	Stimmstörung (Dysphonie, Aphonie)	125
6.5	Untersuchungen zur Sprache	128
6.6	Rhinophonie	130
6.7	Aphasie	131
7	**Äußerer Hals, Parotis, Glandula submandibularis**	**133**
7.1	Halsregionen	133
7.2	Parotis	136
7.3	Glandula submandibularis	137
7.4	Fisteln	137
7.5	Differentialdiagnostische Hinweise für die Halsuntersuchung	138

Sachverzeichnis 142

1 Einleitung

Die Bedeutung des HNO-Bereiches ist wesentlich größer, als es für den Studierenden den Eindruck haben könnte. Dies ergibt sich aus der Häufigkeit, den Komplikationen, den Notfällen und den Querverbindungen von HNO-Erkrankungen zu allen großen Fächern.

Häufigkeit. Ungefähr 40% aller Erkrankungen haben eine Beziehung zum HNO-Fach. So beginnen z. B. die meisten Kinderkrankheiten mit einem Infekt im Bereich der oberen Luftwege. Von den zehn häufigsten, bei den Krankenkassen abgerechneten Diagnosen steht der Infekt der oberen Luftwege an erster Stelle und die Tonsillitis an neunter Stelle.

Komplikationen. Die zum Teil lebensbedrohlichen Komplikationen der Erkrankungen im HNO-Bereich erfordern, daß auch der Allgemein-Arzt einen HNO-Befund erheben kann. Zumindest soll er beurteilen können, ob eine fachärztliche Untersuchung und Behandlung erforderlich ist. Die Komplikationen ergeben sich aus den engen anatomischen Nachbarschaftsverhältnissen des Ohres, der Nase, des Mundrachens und des Kehlkopfes zu lebenswichtigen Organen.

- Komplikationen des *Ohres* sind z. B. Mastoiditis, Labyrinthitis mit cochleärer und vestibulärer Symptomatik, Fazialisparese, otogene Meningitis, Abszeß des Schläfenlappens und des Kleinhirns sowie Sinusthrombose.
- Als Komplikationen *entzündlicher Nasenerkrankungen* seien erwähnt: Durchbruch in den Wangenbereich, in die Orbita, in das Frontalhirn; Entzündungen des Sehnervs, Kavernosusthrombose.
- Komplikationen des *Mundrachens* sind: Verlegung der Atemwege, z. B. durch extreme Schwellung der Zunge, Einbruch tonsillärer Prozesse in die Nachbarschaft mit Jugularisthrombose und Sepsis oder ein Senkungsabszeß in das Mediastinum.
- Die gefürchtete Komplikation des *Larynx* ist die akute Atemnot.

Notfälle. Der Notfallarzt wird mit akuten Schmerzzuständen, lebensbedrohlichem Nasenbluten und Erstickungszuständen bei Obturation der oberen Luftwege und mit Fremdkörpern im Bereich der Speise- und Atemwege konfrontiert.

Querverbindungen. Es bestehen Querverbindungen zu praktisch allen großen Fächern.
- *Pädiatrie:* Mit 12 Monaten haben in Deutschland über 90% aller Kinder ihre erste Mittelohrentzündung überstanden. Eine lebensbedrohliche Erkrankung des Neugeborenen stellt die beiderseitige Choanalatresie dar. Eine fachärztliche Mitbehandlung ist fast immer erforderlich, wenn die Kleinkinder in ihrer „oralen" Phase Fremdkörper in Ohr, Nase oder Rachen hineinmanipulieren. Nicht hoch genug kann die Bedeutung des ausreichenden Gehörs für die Entwicklung der Sprache und der gesamten psychosozialen Entwicklung eingeschätzt werden.
- *Neurologie:* Bei der Abklärung von Kopfschmerzen, Schwindel, entzündlichen Erkrankungen des Gehirns und von Hirntumoren (das Akustikusneurinom stellt den häufigsten Hirntumor) ist die Mithilfe des HNO-Arztes erforderlich.
- *Unfallchirurgie:* Bei Schädelverletzungen ist die Mitbegutachtung und Mitbehandlung durch den HNO-Arzt unerläßlich.
- *Augenheilkunde:* Neuritis Nervi optici, Augenmuskellähmung und -einklemmung (z. B. bei Orbitabodenfraktur), Tränensackerkrankungen.
- *Innere Medizin:* Sinubronchiales Syndrom, Abklärung der Rekurrensparese als Folge von Thorax- oder Schädelbasisprozessen, Fokus mit dem gesamten rheumatischen Formenkreis.
- *Arbeitsmedizin:* Die Lärmschwerhörigkeit stellt z. Zt. die häufigste Berufserkrankung in Deutschland dar.
- *Allergologie:* Die nasalen Allergien, hier v. a. der Heuschnupfen, stellen eine allgemein bekannte Manifestation der zur Zeit zunehmenden allergischen Erkrankungen dar.
- *Orthopädie:* Das Zervikalsyndrom mit Kopfschmerzen, Schwindelbeschwerden und Hörstörungen gehört zu den zehn häufigsten Diagnosen einer Allgemeinarztpraxis.

1.1 Allgemeine Diagnostik

In einem diagnostischen Kurs muß gelernt werden, zwischen „normal" und „pathologisch" zu unterscheiden. Voraussetzung dafür ist
- ein solides organbezogenes Basiswissen,
- der Einsatz aller unserer Sinne wie Sehen, Hören, Riechen und Fühlen sowie
- eine gekonnte Spiegeltechnik.

Damit ist eine schnelle und sichere Diagnose ohne zusätzliche technische Hilfsmittel, die dem Facharzt für besondere Verhältnisse vorbehalten bleiben, möglich. Eine Diagnose ist letztendlich praktiziertes Wissen. In optimaler Form führt es zur ärztlichen Kunst.
Zusammenfassend muß ein guter Diagnostiker folgende Eigenschaften haben:
- Gute Beobachtungsgabe,
- manuelles Geschick,
- die Fähigkeit einer präzisen Beschreibung, welche das Wesentliche vom Unwesentlichen trennt,
- Logik und Kombinationsfähigkeit zur klaren Urteilsfindung,
- Disziplin,
- Jede Untersuchung muß gründlich und vollständig sein.

Die häufigsten Gründe für Fehldiagnosen sind Ignoranz und Rechthaberei, Überheblichkeit, ungenügende Untersuchung aus Zeitmangel oder Schlamperei, schlechte Urteilsbildung, d. h. kein konstruktives Denken, aber auch unkontrollierter Optimismus oder Pessimismus.
Die Diagnose ist das Ergebnis von drei Punkten, die sich gegenseitig ergänzen und bestätigen:
- *Anamnese,*
- *Untersuchung,*
- *weiterführende Diagnostik.*

1.1.1 Anamnese

Diese führt in ungefähr 80% der Fälle zu einer richtigen Verdachtsdiagnose und zu Hinweisen auf Komplikationen. Zusammen mit der Inspektion bleiben nur wenige Fälle, welche einer weiterführenden Diagnostik bedürfen.

Eine richtige Anamnese erfordert eine Analyse der Symptome nach Art, Ort, Verlauf und auslösender Ursache (Tabelle 1.1).

Keine Befundänderung oder Verschlechterung
= Signum malum.

Art

- Allgemeinsymptome
- organspezifische Symptome sind meist Leitsymptome (z.B. Obstruktion, Sekretion, Irritation, typische Kombinationen)

Ort

- organgebunden
- in die Nachbarschaft übergreifend
- Fernsymptome
- organunabhängig

Symptomanalyse

Auslösende Ursache

- angeboren, traumatisch
- infektiös, allergisch
- unbekannt, Neubildung

Verlauf

- anfallsartig, ab-, zunehmend
- gleichbleibend, fluktuierend
- rezidivierend

Tabelle 1.1 Symptomanalyse

1.1.2 Untersuchung

Untersucht wird grundsätzlich von „außen nach innen". Dies bedeutet:
- Gewinnung eines Allgemeineindrucks: Allgemeinzustand, Ernährungszustand, Haltung, Sprache, Nasen- oder Mundatmung usw.,
- äußere Besichtigung des Zielorganes und der Umgebung, evtl. Palpation,
- instrumentelle Untersuchung der Lumina sowie
- abschließende Funktionsprüfungen.

Weiterführende Diagnostik. Ergeben die Anamnese und der Befund keine sichere Diagnose, wird eine weiterführende, gezielte Diagnostik notwendig. Sie kann apparativ (z. B. Audiometrie), bildgebend (z. B. Röntgen, Ultraschall) oder labortechnischer Art (z. B. Blutbild, Blutsenkung) sein.

1.2 Grundlagen des Spiegelns

1.2.1 Problematik des Spiegelns

Aus folgenden Gründen ist im HNO-Bereich eine direkte Einsicht nicht möglich:
- Es werden enge, tiefe und dunkle Räume untersucht, d. h. es ist eine spezielle Beleuchtungstechnik erforderlich.
- Der Zugang zu den einzelnen Zielorganen ist grundsätzlich geschützt: Tragus und S-förmiger Gehörgang beim Ohr; Abwinkelung des Vestibulum nasi gegenüber dem Cavum nasi; rechtwinklige Lage des Larynx und Nasopharynx gegenüber der Mundachse. Die Einführung der Instrumente muß diesen Umständen Rechnung tragen.
- Vielfach besteht nur eine tangentiale Sicht auf die Wände der Hohlräume.

1.2.2 Problemlösung des Spiegelns

Die Beleuchtung enger Räume ist ein technisches Problem. Selbst wenn eine Lichtquelle dicht neben das Auge gebracht wird, fällt der Lichtstrahl immer noch so schräg in den Gehörgang, daß er das Trommelfell nicht erreicht.

Das Beleuchtungsproblem wurde mit der Erfindung des **Ohrspiegels** in genialer Weise durch den praktischen Arzt Friedrich Hofmann 1841 gelöst. Die weitere Verbreitung erfolgte durch A. v. Tröltsch 1855. Das Prinzip ist das gleiche wie beim Augenspiegel, welcher jedoch erst 1857 von v. Helmholtz erfunden wurde.

Benutzt wird ein konkaver Spiegel, der in der Mitte perforiert ist (Abb. 1.1). Die heutigen Spiegel haben eine Brennweite von 15 cm. Dies bedeutet, daß die Beleuchtungsquelle etwa 40 cm (exakt 37,5 cm) vom Spiegel entfernt sein muß, um einen optimalen Arbeitsabstand von 25 cm zwischen Spiegel und Objekt zu erhalten. Die Lichtquelle sollte eine 60-Watt-Birne sein, die mattiert ist.

Damit wird es möglich, *vier Achsen* zur Deckung zu bringen als Voraussetzung, schmale Räume auch in der Tiefe auszuleuchten:
- Organachse (z. B. Gehörgang),
- Instrumentenachse (z. B. Ohrtrichter),
- Lichtachse und
- Sehachse des Untersuchers.

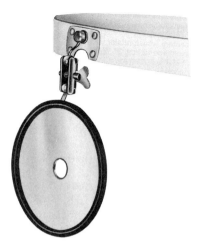

Abb.1.1 Stirnspiegel nach Ziegler

1.2.3 Der HNO-Arbeitsplatz

Entscheidend für den Erfolg, die genannten vier Achsen zur Deckung zu bringen, ist es, die *Sitzpositionen des Patienten und des Untersuchers* sowie *die Lichtquelle und den Spiegel* in die richtige Beziehung zueinander zu bringen. Mißerfolge beim Spiegeln sind immer darauf zurückzuführen, daß diese vier Einzelkomponenten nicht miteinander harmonisiert werden, weil die nachfolgenden Regeln nicht pedantisch genau befolgt werden. Dies gilt v. a. für die richtige Führung des Lichtes. Ohne Licht kein Befund !!!

Sitzhaltung des Patienten. Er muß tief im Stuhl sitzen, Oberkörper leicht vorgebeugt, Kopf ein wenig im Nacken, Blick geradeaus. Kopf und Schultern dürfen nicht gegeneinander verdreht sein, da sonst Asymmetrien im Rachen oder Kehlkopf zu Fehlbeurteilungen führen. Nur bei der Untersuchung des Ohres ist der Kopf seitlich gedreht.

Sitzposition des Untersuchers. Der Untersucher sitzt dem Patienten immer in gleicher Kopfhöhe gegenüber. Bei großen Unterschieden muß der Stuhl des Arztes entsprechend reguliert werden.
- Der Abstand zum Patienten muß etwa eine Armlänge betragen, d. h. die rechte Hand muß dem Patienten zwanglos auf den Kopf gelegt werden können.
- Die Schultern müssen parallel zu denen des Patienten stehen.

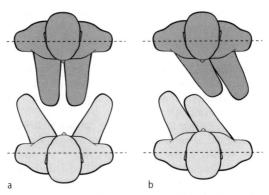

Abb. 1.2 a, b Schematisierte Beinstellung der Sitzpositionen, Blick von oben: **a** Arzt sitzt dem Patienten mit gespreizten Beinen direkt gegenüber, **b** Arzt sitzt mit geschlossenen Beinen neben dem Patienten

Grundsätzlich sind zwischen Arzt und Untersucher *zwei Sitzpositionen* möglich:

- V. a. für den Anfänger empfiehlt es sich, dem Patienten direkt gegenüber zu sitzen (Abb. 1.2a). Die geschlossenen Beine des Patienten stehen dabei zwischen den gespreizten Beinen des Untersuchers.
- Eine andere Möglichkeit besteht darin, daß der Untersucher mit geschlossenen Beinen parallel neben den geschlossenen Beinen des Patienten sitzt (Abb. 1.2b).

Lichtquelle. Sie muß rechts, dicht neben dem Kopf des Patienten, etwa in Scheitelhöhe angebracht sein. Das entspricht etwa der Ebene des zu untersuchenden Organes. Die Lichtachse muß auf den Stirnspiegel zeigen. Hier werden die meisten Fehler gemacht. Die Lampe steht zu tief oder zu hoch, meist aber zu weit vom Patienten weg. Oft ist die Lichtachse nicht auf den Spiegel gerichtet.

Lichtquelle, Kopf des Patienten und Kopf des Untersuchers müssen sich auf der gleichen Horizontalebene befinden.

Das in der freien Praxis häufig verwandte *Otoskop* hat gegenüber dem Stirnspiegel wesentliche Nachteile: Die linke Hand hält das Otoskop, die rechte die Ohrmuschel. Der Untersucher hat keine Hand frei, um

1.2 Grundlagen des Spiegelns

z. B. Zerumen oder Sekret mit einem Watteträger entfernen zu können. Außerdem sind durch das starre System leicht Verletzungen des Gehörganges möglich.

Stirnspiegel. Zweckmäßig sind Spiegel, die vorn am Stirnreif ein Doppelgelenk besitzen (Modell: Stirnreflektor nach Ziegler, s. Abb. 1.1, S. 6). Die am Stirnreif angebrachte Kerbe muß beim Aufsetzen des Spiegels nach unten zeigen.

Spiegelsitz: Der saubere (!) Spiegel muß fest am Kopf anliegen. Dazu ist der Stirnreif zunächst etwa auf den Kopfumfang einzustellen, dann mit der Kerbe nach unten aufzusetzen und bei passendem Sitz durch Schließen des rückseitigen Feststellers zu fixieren. Passender Sitz bedeutet bei heruntergeklapptem Spiegel dreierlei:
Der Spiegel befindet sich möglichst dicht vor dem Auge,
dabei grundsätzlich vor dem *linken* Auge und
die Perforation liegt direkt vor der Pupille.

Hierdurch wird beim Sehen durch die Öffnung ein größerer Blickwinkel erreicht. Durch die Spiegeleinstellung vor dem linken Auge gelangt das rechte in den Schatten, so daß eine Blendung durch die Lichtquelle vermieden wird.

1.2.4 Vorbereitungen für das Spiegeln

Zuerst wird durch Zentrieren und Fokussierung des Lichtflecks das hellste Licht am Untersuchungspunkt eingestellt. Hierbei soll der Anfänger das rechte Auge schließen, um sicher zu sein, daß er mit dem richtigen Auge fokussiert.

Zentrieren. Nach Einnahme der richtigen Sitzposition wird das Licht durch geringe Spiegelbewegungen *direkt* auf den Untersuchungspunkt gelenkt (nicht links, rechts, oben oder unten davon). Hier passiert der häufigste Fehler. Statt durch Spiegelbewegung dreht der unerfahrene Untersucher den Kopf so lange, bis der Lichtstrahl auf das Zielorgan eingestellt ist. Das ergibt immer schlechte Untersuchungsmöglichkeiten, da die Sehachse nicht mehr mit der Organachse übereinstimmt.

Fokussieren. Nach dieser Zentrierung kann das Licht durch geringe Vor- und Rückwärtsbewegungen des Untersuchers fokussiert werden. Es ist leicht zu beobachten, wie bei zu weitem oder zu kurzem Abstand der Lichtreflex breiter, aber deutlich dunkler wird (Abb. 1.3).

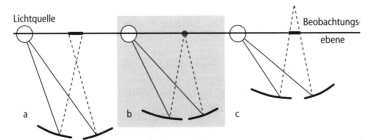

Abb. 1.3 a-c Fokussieren des Lichtes: **a** Spiegelabstand von der Beobachtungsebene zu weit: Der Lichtfleck ist breiter aber dunkler. **b** Richtiger Spiegelabstand: Der Lichtfleck ist klein aber hell. **c** Spiegelabstand zu nah: Der Lichtfleck ist breiter aber dunkler.

Dieser Vorgang läßt sich auf der eigenen vorgehaltenen Hand demonstrieren (Abb. 1.4). Ein richtig zentriertes Licht ergibt nicht nur die größte Helligkeit, sondern auch den richtigen Arbeitsabstand (ungefähr 25 cm).

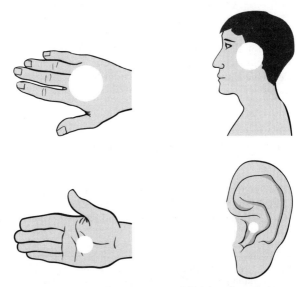

Abb. 1.4 Fokussieren des Lichtes in der eigenen Hand (links) und am Patienten (rechts). Nie beim gegenüber sitzenden Patienten in die Augen leuchten!

Nach der Einstellung des hellsten Lichtpunktes erfolgt die Fixierung und das Bewegen des Patientenkopfes durch den Untersucher.

Der Kopf des Untersuchers bleibt während der ganzen Untersuchung stets in derselben Position, da sich sonst der Einfallswinkel des Lichtes ändert und die Achsen erneut zur Deckung gebracht werden müssen.

- *Fixiert* wird, indem die rechte Hand auf den Kopf des Patienten gelegt wird.
- *Bewegungen* des Kopfes für Korrekturen des Beobachtungsfeldes werden ebenfalls durch die aufgelegte Hand gelenkt. Der Lichtfleck bleibt dabei stationär und das Untersuchungsfeld wird in sein Zentrum geführt. Nie umgekehrt! Es ist falsch und unhygienisch, Kopfbewegungen durch Angreifen des Gesichts zu steuern.

Zum Einführen oder Halten der Instrumente wird der Oberarm oft fälschlicherweise in die waagerechte Ebene gehoben statt körpernah zu bleiben. Damit verdeckt der Arm teilweise die Lichtquelle und das Spiegeln wird unmöglich.

Grundsätzlich werden alle Instrumente mit Ausnahme des Kehlkopf- und Epipharynxspiegels mit der *linken* Hand gehalten. Damit bleibt die rechte Hand frei zur Fixation oder für das Bewegen des Patientenkopfes.

1.3 Untersuchungsinstrumentarium

Zur vollständigen Untersuchung sind nur wenige Instrumente erforderlich: Ohrtrichter, Nasenspekulum, Mundspatel, kleiner und großer Spiegel, Spiritusflämmchen, Zungenläppchen, Fingerling, a^1-Stimmgabel, Politzerballon, Frenzelbrille und Lärmtrommel (Abb. 1.5).

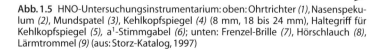

Abb. 1.5 HNO-Untersuchungsinstrumentarium: oben: Ohrtrichter *(1)*, Nasenspekulum *(2)*, Mundspatel *(3)*, Kehlkopfspiegel *(4)* (8 mm, 18 bis 24 mm), Haltegriff für Kehlkopfspiegel *(5)*, a^1-Stimmgabel *(6)*; unten: Frenzel-Brille *(7)*, Hörschlauch *(8)*, Lärmtrommel *(9)* (aus: Storz-Katalog, 1997)

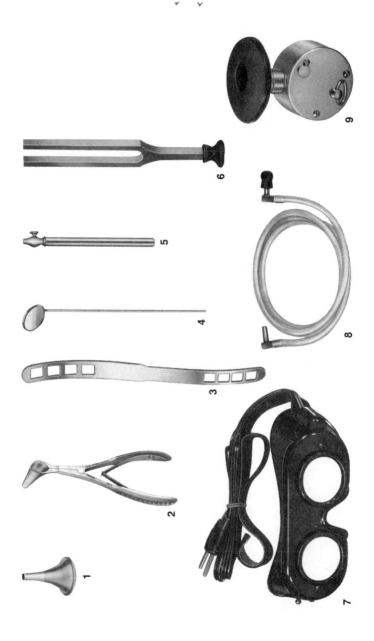

1.3 Untersuchungsinstrumentarium

2 Ohr

2.1 Die Ohrmuschel und ihre prä- und retroaurikuläre Umgebung

Für die *präaurikuläre Region* sind 3 Strukturen von Bedeutung:
- das Jochbein,
- das Kiefergelenk und
- der präaurikuläre Teil der Parotis.

Im Jochbein können sich zum Mittelohr gehörende pneumatisierte Zellen befinden; Kiefergelenk und Parotis sind wegen ihrer direkten Nachbarschaft zum Gehörgang klinisch wichtig.

Für die *retroaurikuläre Region* ist die Kenntnis der Form des Warzenfortsatzes von großer Bedeutung. Es ist das Planum mastoideum, die Warzenfortsatzspitze sowie die retroaurikuläre Falte zu unterscheiden (Abb. 2.1).

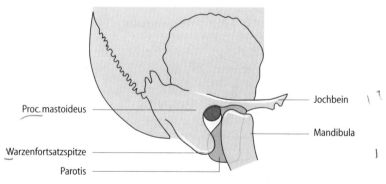

Abb. 2.1 Die Nachbarschaftsstrukturen des äußeren Gehörganges

2.2 Inspektion und Palpation

Generell ist besonders zu achten auf entzündliche Zeichen wie Rötung, Schwellung oder Druckschmerz.

Präaurikulär. Hier ist v. a. der Tragusdruckschmerz zu prüfen. Ferner ist auf Rötung und Schwellung im vorderen Parotisbereich zu achten. Übersehen werden leicht präaurikuläre Fistelgänge oder -öffnungen.

Ohrmuschel. Normal geformt?, gerötet, geschwollen?, Hautveränderungen (Ekzem, Tumor usw.)?, Stellung der Ohrmuschel?, Ohrmuscheldysplasie?, fehlende Anthelixfältelung bei abstehenden Ohren? (Abb. 2.2).

Retroaurikulär. Schwellung, Rötung, Druckschmerz auf dem Planum mastoideum und der Mastoidspitze. Druckschmerz bei Druck auf den knorpeligen Gehörgang (Druck in der Umschlagfalte nach vorn; vgl. Abb. 2.11, S. 23). Differentialdiagnostisch ist der Hauptschmerz auf dem Planum oder in der Umschlagfalte zur Differenzierung einer Mastoiditis von einer Otitis externa äußerst wichtig. Retroaurikuläre Narben und Einsenkungen weisen auf frühere Ohroperationen hin.

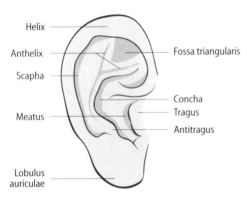

Abb. 2.2 Anatomische Strukturen der Ohrmuschel

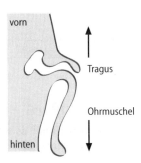

Abb. 2.3 Gehörgangsachse in der Horizontalebene: Zum Einführen des Ohrtrichters muß der Tragus nach vorn geschoben und die Ohrmuschel nach hinten oben gestreckt werden

2.2.1 Äußerer Gehörgang und Trommelfell

Anatomische Vorbemerkung: An den kurzen, knorpeligen Teil des Gehörganges (ca. 1,2 cm) schließt sich der engere, knöcherne Teil (ca. 1,8 cm) an. Er wird mit dem Trommelfell abgeschlossen. Die Gehörgangsachse hat einen in der Horizontalebene S-förmig gekrümmten Verlauf (Abb. 2.3). Ein direkter Blick auf das Trommelfell ist deshalb nicht möglich. Der Tragus muß daher mit dem Ohrtrichter nach vorn geschoben und die Ohrmuschel nach hinten gezogen werden (Pfeile in Abb. 2.3.).

2.2.2 Inspektion mittels Ohrtrichter

Vorbereitung. Da die Gehörgangsachse im Schädel leicht nach vorn oben ausgerichtet ist, muß der *Kopf* des Patienten seitlich gedreht und etwas auf die Schulter der Gegenseite geneigt werden.
Dann erfolgt das Zentrieren und Fokussieren des Lichts auf den Gehörgangseingang.
Nun wird entsprechend der Gehörgangsweite der passende, größtmögliche Trichter ausgewählt (Abb. 2.4). Er wird prinzipiell in der linken Hand (um die rechte Hand für weitere Manipulationen, z. B. Ohrreinigung frei zu haben) zwischen Zeigefinger und Daumen gehalten (Abb. 2.5).

Einführung des Trichters. Wichtig ist, daß der Trichter am Rand gefaßt wird und *senkrecht* zu Daumen/Zeigefinger steht.

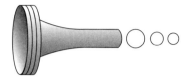

Abb. 2.4 Ohrtrichter mit verschiedenen Lumina von 3 bis 7,5 mm Außendurchmesser (aus: Storz-Katalog, 1997)

Der Tragus wird mit dem locker eingeführten Trichter nach vorn geschoben, um einen Einblick in den Gehörgangseingang zu ermöglichen.

Gleichzeitig muß die vordere Krümmung des Gehörganges gestreckt werden, indem die Ohrmuschel nach hinten oben gezogen (*rechts*) bzw. geschoben (*links*) wird. Dazu liegt die Mittelfingerkuppe jeweils in der Concha und zieht auf der rechten bzw. schiebt auf der linken Seite die Ohrmuschel nach dorsokranial (Abb. 2.5).

Der Trichter wird soweit eingeschoben, bis ein geringer, noch nicht schmerzhafter Widerstand zu spüren ist.

Die erste Orientierung

Es ist zu klären, ob der Gehörgang frei oder aber durch Zerumen (Ohrschmalz) oder Sekret verlegt ist oder ob eine umschriebene oder zirkuläre, entzündliche Schwellung besteht. Des weiteren werden jetzt knöcherne Gehörgangsveränderungen erfaßt, z. B. die bei Schwimmern sehr häufigen Exostosen. (Exostosen sind gutartige Knochen-

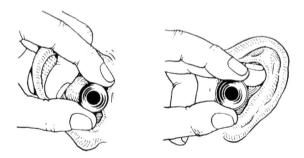

Abb. 2.5 Ohrtrichterhaltung bei Ohrinspektion rechts (linke Abb.): Mittelfinger zieht Ohrmuschel nach dorsal, und bei Ohrinspektion links (rechte Abb.): Mittelfinger schiebt Ohrmuschel nach cranio-dorsal

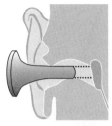
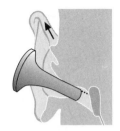

Abb. 2.6 Ohrtrichterstellung im Gehörgang

neubildungen – Osteom, Hyperostose –, die bei Schwimmern als Reaktion des Periosts auf den Reiz des kalten Wassers entstehen und den Gehörgang fast vollständig verschließen können.)

Bei richtiger Trichterachse fällt der Blick direkt auf das Trommelfell. Ist vor dem vorderen seitlichen Trichterrand Haut zu erkennen, ist die Trichterachse auf die vordere Gehörgangswand gerichtet. Um das Trommelfell zu besehen, muß eine Korrektur der Trichterachse erfolgen. Fällt der Blick auf die Haut der hinteren Gehörgangswand, muß die Achse des Trichters entsprechend verändert werden. Analoges gilt, wenn die Ohrtrichterachse zu weit nach oben oder nach unten weist (Abb. 2.6).

Minimale Änderungen der Trichterstellung dürfen mit der linken Hand durchgeführt werden. Größere Bewegungen werden durch Bewegung des Kopfes mit Hilfe der auf den Scheitel aufgelegten rechten Hand des Untersuchers vollzogen.

Besichtigung des Trommelfelles

In der Regel ist das Trommelfell nicht vollständig zu übersehen. Um sich trotzdem zu orientieren, ist die Kenntnis der Einteilung und der Details des Trommelfelles Voraussetzung (Abb. 2.7, 2.8).

Einteilung des Trommelfells in 4 Quadranten (Abb. 2.7). Der deutlich erkennbare, lange Hammergriff und eine senkrecht dazu stehende und durch den Umbo ziehende Achse erlauben eine Einteilung des Trommelfelles in einen
- vorderen/oberen,
- vorderen/unteren,
- hinteren/unteren und
- hinteren/oberen Quadranten.

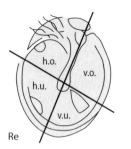 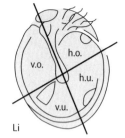

Abb. 2.7 Orientierung am rechten (Re) und am linken (Li) Trommelfell

Zeigt der Hammergriff mit seinem kurzen Fortsatz nach rechts, handelt es sich um das rechte Ohr, zeigt er nach links, liegt das linke Ohr vor.

Das normale Trommelfell und seine Details (Abb. 2.8). Das Trommelfell ist leicht an seiner Transparenz und der perlmuttgrauen Farbe zu erkennen. Zweckmäßig sucht man zunächst in der Mitte den *Umbo,* einen etwa 1 mm² großen, verdickten, weißen Fleck. Von dort zieht nach vorn oben der lange *Hammergriff.* An seinem Ende findet sich leicht prominent der *kurze Hammerfortsatz.* Von ihm gehen nach vorn und hinten die beiden Grenzstränge ab, welche die *Pars flaccida (Shrapnell-Membran)* einschließen (Größe ca. 2-3 mm²). Diese ist im Gegensatz zum dreischichtigen übrigen Trommelfell nur zweischichtig. Perforationen in diesem Bereich können leicht übersehen werden und müssen gezielt gesucht werden, da sie eine besondere Gefährlichkeit aufweisen.

Anschließend ist im vorderen unteren Quadranten der *spiegelnde Reflex* zu beachten, der vom Umbo ausgehend dreieckförmig zum Trommelfellrand zieht und mit dem langen Hammergriff einen nach vorn offenen Winkel bildet (Abb. 2.8).

Alle diese Einzelheiten finden sich in der vorderen Hälfte des Trommelfelles.

Insgesamt schließt das Trommelfell den Gehörgang nicht senkrecht ab. Durch seine schräge Stellung bildet sich mit der hinteren Gehörgangswand ein stumpfer Winkel (ca. 127°), mit der vorderen ein spitzer Winkel (ca. 35°). Ebenso liegt der untere Teil des Trommelfelles mehr medial, der obere mehr lateral.

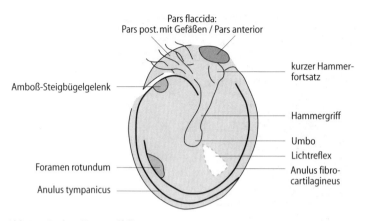

Abb. 2.8 Rechtes Trommelfell

> *Beschreibung eines Normalbefundes:*
> - Ohrmuscheln unauffällig, reizlos;
> - retroaurikulär keine Schwellung, keine Rötung, kein Druckschmerz;
> - Gehörgänge frei, weit, reizlos;
> - Trommelfell grau, glatt, spiegelnd, reizlos und geschlossen, von normaler Transparenz.

2.3 Bildgebende Verfahren

Bei den Übersichtsaufnahmen des Schädels im frontalen und seitlichen Strahlengang überlagern sich die Knochenkonturen der Schädelbasis, so daß eine Beurteilung der Felsenbeine nicht möglich ist. Um die Strukturen der Pyramiden darstellen zu können, muß der Strahlengang so gewählt werden, daß einmal die Basis (Warzenfortsatz, Mittelohr und Kiefergelenk) und zum anderen die Pyramide in der Längsachse (Warzenfortsatz, Vestibulum, Cochlea, innerer Gehörgang, Oberkante der Pyramide) zur Darstellung kommen.

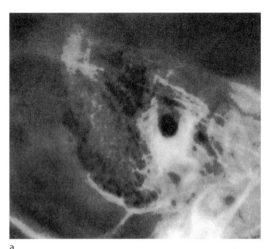

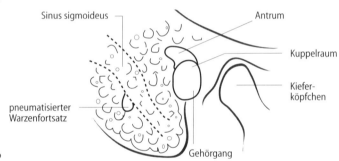

Abb. 2.9 a, b Röntgenaufnahme nach Schüller. **a** Röntgenbild, **b** Erläuterung (nach Boenninghaus, 1996)

2.3.1 Röntgenaufnahme nach Schüller (Darstellung der Pyramidenbasis)

Der Zentralstrahl wird von der gegenüberliegenden Seite mit einem Neigungswinkel von 20° von oben auf den äußeren Gehörgang gerichtet (Abb. 2.9).

Die Abbildung erlaubt eine Beurteilung des Pneumatisationsgrades, des Luftgehaltes der Zellen und der Zellzeichnung. Eine schlechte Pneumatisation ist Ausdruck zahlreicher Entzündungen in der Kindheit, eine Verschleierung des Mastoids (Warzenfortsatzzellen sind mit Schleim gefüllt) weist auf eine Mastoiditis hin, die Zerstörung der feinen Zellzeichnung läßt eine Knocheneinschmelzung wie z. B. beim Cholesteatom erkennen.

2.3.2 Röntgenaufnahme nach Stenvers (Darstellung der Pyramide in der Längsachse)

Der Zentralstrahl wird um 12° von unten her angehoben und vom Hinterhaupt auf die Mitte zwischen äußerem Orbitarand und äußerem Gehörgang gerichtet. Die Abbildung erlaubt eine Beurteilung der Pyramidenoberkante, der Pneumatisation der perilabyrinthären lufthaltigen Zellzüge bis zur Pyramidenspitze, des Labyrinthblocks und der Weite des inneren Gehörganges (Abb. 2.10).

2.3.3 Computertomographie

Besonders bei der hochauflösenden Computertomographie können feinere Strukturen des Mittelohres (Gehörknöchelchen) und auch des Labyrinths (Ohrmißbildungen) dargestellt werden.

2.3.4 Kernspintomographie (Magnetresonanztomographie, MRT)

Diese Untersuchung stellt v. a. Weichteilstrukturen dar (s. Abb. 3.13, S. 87). Das MRT erlaubt die Darstellung auch kleiner Akustikusneurinome im inneren Gehörgang und im Kleinhirnbrückenwinkel, aber auch von Gefäßschlingen.

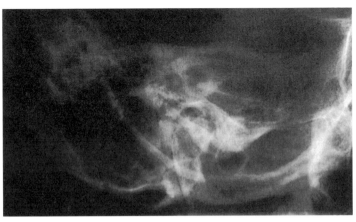

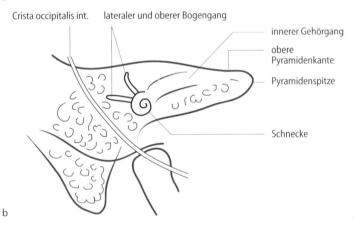

Abb. 2.10 a, b Röntgenaufnahme nach Stenvers. **a** Röntgenbild, **b** Erläuterung (nach Boenninghaus, 1996)

2.4 Einige wichtige pathologische Befunde

Die Ohrmuschel und ihre Umgebung

- *Anomalien:* z. B. abstehende Ohren, Mißbildungen, Fehlstellung;
- *Präaurikulär:* Anhängsel, Fisteln;
- *Retroaurikulär:* Narben, Schwellung;
- *Rötung und Schwellung:* z. B. Erysipel (DD: Perichondritis), Ekzem (DD: Zoster oticus);
- *Schmerz:* Druckschmerz des Planum mastoideum und der Warzenfortsatzspitze (Mastoiditis), Schmerz in der Umschlagsfalte bei Druck und Zug (DD: Mastoiditis – Otitis externa), Tragus-Druckschmerz (wichtig bei Säuglingen – Otitis externa – DD: Otitis media). Otalgie ohne lokalen Druckschmerz (DD: Zervikalsyndrom) (Abb. 2.11).

Der Gehörgang

- *Farbe:* weißlich, schuppend (Ekzem), gerötet;
- *Sekretion:* wässrig (z. B. Ekzem), schleimig (z. B. Otitis media chronica ohne Karies), purulent (Otitis media), blutig (v. a. Grippeotitis), fötid (Cholesteatom) – nicht fötid (Schleimhauteiterung);
- *Fremdkörper:* Zerumen, Fremdkörper;
- *Tumor:* Exostosen, Polypen (bei chronischen Entzündungen), Malignom;
- *Schwellung:* Otitis externa diffusa und circumscripta;

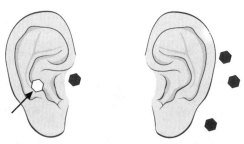

Abb. 2.11 Tragus-Druckschmerz und Druckschmerz in der Umschlagsfalte (links). Druckschmerz bei der Mastoiditis (rechts)

- *Form:* weit, schlitzförmig (z. B. nach Operation), Senkung der hinteren oberen Gehörgangswand (Mastoiditis), Stufenbildung (bei Fraktur);
- ist die hintere Gehörgangswand vorhanden? (DD: Zustand nach Mastoidektomie – Gehörgangswand vorhanden, Radikaloperation – hintere Gehörgangswand abgetragen).

Das Trommelfell

- *Farbe:*
  rot: Gefäßzeichnung, v. a. im Bereich des Hammergriffes (Entzündung);
  gelb: z. B. Mittelohrerguß, Spiegelbildung;
  blau: Hämatotympanon.
- *Stellung:*
  vorgewölbt;
  eingezogen: erkennbar an scheinbarer Verkürzung des langen Hammerfortsatzes, Verkleinerung des Winkels zwischen Spiegelreflex und Hammergriff, Verschiebung des spiegelnden Reflexes zur Peripherie.
- *Residuen:*
  atrophische Narben, narbige Verdickungen, Kalkeinlagerung;
- *Defekte:* (Abb. 2.12)
  Traumatisch: charakteristisch unregelmäßige Perforationsränder (Anamnese!);
  „zentral": der Anulus tympanicus, der Limbus des Trommelfelles, ist noch erhalten;
  „randständig": Perforation der Shrapnell-Membran (Abb. 2.12c) oder Zerstörung des Anulus tympanicus (Abb. 2.12d).

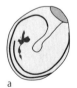

a b c d

Abb. 2.12 a-d Trommelfellperforationen: **a** traumatisch, **b** zentral, **c** randständiger „Shrapnell-Defekt" (primäres Cholesteatom), **d** randständiger Defekt (sekundäres Cholesteatom)

Die Unterscheidung zentral/randständig ist äußerst wichtig, da eine zentrale Perforation in der Regel harmlos ist, eine randständige Perforation als Ausdruck einer Knocheneinschmelzung (meistens ein Cholesteatom) stets wegen der großen Komplikationsgefahr fachärztlich beurteilt und behandelt werden muß.

2.5 Hörprüfung

2.5.1 Physikalisch-akustische Grundbegriffe

Schallwellen. Bei den Schallwellen handelt es sich um longitudinale Wellen, d. h. rhythmische Verdichtungen und Verdünnungen eines Mediums. Die *Schallgeschwindigkeit* beträgt in der Luft bei 20°C 340 m/s.

Tonhöhe. Die Tonhöhe wird in Schwingung/Sekunde angegeben. Ihre Maßeinheit ist das Hertz [Hz]. Das jugendliche Gehör erreicht einen Umfang von 16 Hz bis zu 20.000 Hz und mehr. Im hohen Alter bei der Altersschwerhörigkeit (= „Presbyakusis") kann die obere Grenze bis auf 6000-8000 Hz absinken. Die gängigen Audiometer untersuchen den Bereich von 125-12.000 Hz.

Schwingungen unter 16 Hz werden als Einzelschwingungen wahrgenommen, erst ab 16 Schwingungen/Sekunde führt die „Verschmelzung" zu einer kontinuierlichen Tonempfindung.

Schallstärke. Die Schallstärke kann als *Schallintensität* und als *Schalldruck* angegeben werden, beide als absolute und als relative Größen.

Die absolute Maßeinheit für die **Schallintensität** ist Watt/cm^2. Die Maßeinheit für den **Schalldruck** war früher Mikrobar [µbar], heute Pascal [Pa] (1 µbar = 0,1 Pa). In der Akustik und in der Klinik werden absolute Werte nur noch selten eingesetzt.

Als relatives Maß für die **Schallstärke** ist das deziBel [dB] (nach dem Erfinder des Telefons Graham Bell) allgemein eingebürgert. Dazu einige Erläuterungen:

deziBel [dB] ist physikalisch gesehen ein *relatives, logarithmisches* Maß für die Schallstärke.

- *relativ*, weil es das Verhältnis (Quotient) zwischen zwei Schallstärken (I/I_0) wiedergibt, wobei die Schallintensität im Nenner als Konstante (einer Maßeinheit entsprechend) definiert wird. Dadurch wird die Größe im Zähler ein definiertes Maß für die Schallstärke;
- *logarithmisch*, weil das menschliche Gehör eine hohe Dynamik (Bandbreite) zwischen Hör- und Schmerzschwelle besitzt. Würde man I_0 mit 1 mm darstellen, wäre bei einer linearen Skala die Schmerzschwelle 10^{12} mm = 1.000.000 km entfernt. Aus diesem Grund muß der Quotient I/I_0 logarithmisch dargestellt werden.
- Da ferner 1 Bel = 10 dB ist, gilt:

$$dB = 10 \cdot \log \cdot \frac{Schallintensität}{Bezugsschallintensität} = 10 \cdot \log \cdot \left(\frac{I}{I_0}\right)$$

Da I verhältig P^2, gilt auch:

$$dB = 10 \cdot \log \cdot \left(\frac{Schalldruck}{Bezugsschalldruck}\right)^2 = 20 \cdot \log \cdot \left(\frac{P}{P_0}\right)$$

- Als konstante Bezugsschallintensität wird die Schallstärke bei 1000 Hz eingesetzt, wie sie an einem großen Kollektiv normalhörender Studenten statistisch ermittelt wurde.

Schallintensität bei 1000 Hz:

$$I_0 = 10^{-16} \text{ W/cm}^2 \text{ (W = Watt)}$$

(diese Intensität kommt in die Nähe der Brown'schen Molekularbewegung) oder umgerechnet in Schalldruck:

$$P_0 = 20 \text{ μPa (Pa = Pascal)}$$

Lautheit. Dieser Begriff darf nicht mit der Schallintensität verwechselt werden. Die subjektive Empfindung kann als Lautheit in *sone* ausgedrückt werden. Hierbei wird die Lautheit eines Testtones mit einem „Normton" von 1000 Hz und 40 dB verglichen (1 sone = 40 dB).

$$Lautheit[sone] = \frac{2 \cdot (dB-40)}{10}$$

Eine Verdoppelung der Lautheit entspricht einem Lautstärkenunterschied von 10 dB. (Die Formel gilt nur für den Bereich zwischen 20 und 120 dB.) Auf den Begriff der Lautheit wurde v. a. eingegangen, um den Unterschied zwischen Lautheit und Schallstärke deutlich zu machen.

Praktische Hinweise. „Schalldruckpegel" und „Schallintensitätspegel" werden oft verkürzt gemeinsam als *Schallpegel L* (von englisch „level") bezeichnet.

Entscheidend ist, daß der dB-Wert erst durch den Bezugsschalldruck und die Bezugsschallintensität zu einem klar definierten Wert wird. Da der Bezugswert aus einem „normalhörenden Kollektiv" statistisch ermittelt wurde, ist es durchaus möglich, daß ein Patient nicht nur 0 dB sondern -10 oder -20 dB hören kann (*0 dB heißt nicht „kein Schall", sondern Schall mit der Intensität von I_0 oder P_0*).
Mathematisch: 0 dB = 10^0 = 1 = Hörschwelle = Bezugsschalldruck.

Beim *Rechnen* mit deziBel gelten die Rechenregeln für Logarithmen:
- Will man z. B. die *Schallintensität* verdoppeln, gilt:
  Intensität x 2 = log I (dB) + log 2 (= 0,3 Bel) = I in dB + 0,3 Bel = I + 3 dB. So entspricht der Verdopplung der Schallintensität (z. B. zwei Maschinen) einer Zunahme des Schallpegels um 3 dB. (Z. B. ergibt die Verdopplung der Intensität einer Schallquelle mit dem Pegel 80 dB einen Pegel von 83 dB, bei einem Ausgangspegel von 50 dB 53 dB; die Halbierung führt zu einer Abnahme des Pegels auf 77 dB bzw. 47 dB.)
- Bei Vervierfachung des Ausgangspegels = Erhöhung um log 4 = + 0,6 Bel = + 6 dB,
  bei Verfünffachung des Ausgangspegels = Erhöhung um log 5 = +0,7 Bel = + 7 dB,
  bei Verzehnfachung des Ausgangspegels = Erhöhung um log 10 = + 1 Bel = + 10 dB.
- Eine Steigerung um 20 dB bedeutet eine Vergrößerung um den Faktor 100; 30 dB entspricht einer Steigerung um den Faktor 1000 usw.
- Addiert man zwei ungleiche Pegel, kann der Gesamtpegel maximal um 3 dB über dem Pegel der stärkeren Schallquelle liegen, da 3 dB einer Verdopplung entsprechen.

Verstärkungen oder Verringerungen von dB-Werten. Es ergeben sich folgende Intensitätsänderungen, da beim Delogarithmieren statt zu addieren multipliziert wird. Es gilt:
20 dB + 7 dB (= 0,7 Bel) = I x $10^{0,7}$ (= 5) = I x 5 = fünffacher Ausgangswert.

Diese Überlegungen haben in Betrieben mit hohen Lärmpegeln große arbeitsmedizinische Bedeutung.

Die Schallintensität normaler Umgangssprache in 1-2 m Entfernung liegt um 50-60 dB, die des Flüsterns liegt bei 30 dB.

Absolut- und Relativ-Darstellung. Weiterhin muß beachtet werden, daß der Wert „0 dB" als Hörschwelle nur für den 1000 Hz-Bereich gilt. Im hohen und im tiefen Frequenzbereich braucht das Ohr mehr Schallenergie, um einen Ton erkennen zu können. Ein 100 Hz-Ton muß z. B. mit ca. 36 dB angeboten werden, bei 10.000 Hz mit ca. 10 dB, um gerade wahrgenommen zu werden. Bei der physikalischen Hörschwelle würde also die Nullinie im tiefen und im hohen Frequenzbereich abwärts gekrümmt verlaufen (Abb. 2.13 links). Die in ein solches Maßsystem eingetragenen Werte bezeichnet man als *dB [SPL] = Sound Pressure Level*. Diese Audiogrammaufzeichnung nennt man „*Absolutdarstellung*". (Sie wird nur für besondere Fälle, früher v. a. bei der Langenbeck'schen Geräuschaudiometrie – siehe weiter unten – angewandt.)

Um die Hörschwellenaudiogramme in der Routine übersichtlicher zu gestalten, wurde die Hörschwelle im gesamten Frequenzbereich 0 dB gleichgesetzt. Wir sprechen von *dB [HL] = Hearing Level* oder von *dB [nHL] = normal Hearing Level* (z. B. sind bei 100 Hz 36 dB [SPL] = 0 dB [HL]). Ein so aufgezeichnetes Audiogramm zeigt eine *Relativdarstellung* (Abb. 2.13 rechts).

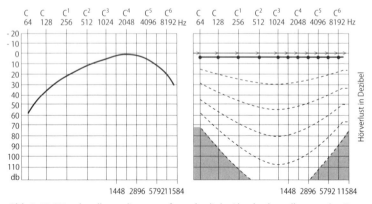

Abb. 2.13 Hörschwellenaudiogrammformular: links Absolutdarstellung, rechts Relativdarstellung

2.5.2 Physiologische Abschnitte des Hörvorganges

Der *Hörvorgang* unterteilt sich in vier Abschnitte:
- *Schallleitung:* Ohrmuschel – Gehörgang – Mittelohr mit Gehörknöchelchen (Malleus, Incus, Stapes) dienen der Amplitudenverstärkung, in geringerem Maße aber auch dem Schallschutz (M. tensor tympani, M. stapedius) (siehe auch Impedanzmessung und seine Regelung).
- *Schalltransformation:* Die Basilarmembran schwingt mit dem aufsitzenden Corti'schen Organ (Abb. 2.14) entsprechend der Wanderwelle nach v. Békésy.

  Es resultiert eine Bewegung der Membrana tectoria mit Abscherung der Zilien der *äußeren* Haarzellen, von denen die längsten in der Membrana tectoria verankert sind. Über diese Zilien werden durch die Bewegung aktive Kontraktionen der äußeren Haarzellen ausgelöst (Abb. 2.15).

  Die synchron mit dem Schallreiz ablaufenden schnellen Kontraktionen der äußeren Haarzellen werden durch überlagerte Kontraktionen, durch Impulse aus efferenten Nervenbahnen modifiziert. (Diese Kontraktionen erzeugen ihrerseits Schallschwingungen, welche als „Otoakustische Emissionen" registriert werden können (siehe unten.))

  Abscherung der Zilien der *inneren* Haarzellen führt zur Depolarisation und löst Nervenimpulse aus, die afferent weitergeleitet werden.

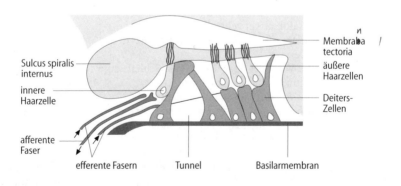

Abb. 2.14 Anatomie des Corti-Organes (schematisch) (nach: Feldmann, 1992)

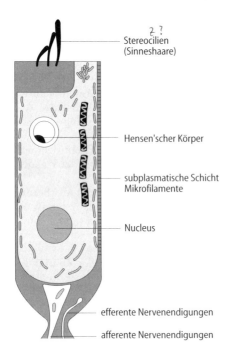

Abb. 2.15 Aufbau der äußeren Haarzelle (schematisch) (nach: Feldmann, 1992)

- *Leitung der bioelektrischen Potentiale:*
  1. Neuron: Vom Ganglion im Modiolus zum N. cochlearis – Nucleus cochlearis dorsalis et ventralis;
  2. Neuron: Der größte Teil der Fasern kreuzt in der Medulla zum Olivenkomplex;
  3. Neuron: Von dort über die laterale Schleife zum Nucleus colliculi inferior zum Corpus geniculatum;
  4. Neuron: Von dort zur primären Hörrinde.
- *Hörverarbeitung:* Von der primären Hörrinde werden die akustischen Informationen zum kortikalen Hörzentrum, Gyri temporales transversi Heschl weitergeleitet.

Ein Teil der Fasern zieht ipsilateral vom Nucleus cochlearis ventralis (vereint mit den Fasern der Gegenseite und den gleichen Umschaltungen zur gleichseitigen Hörrinde). Dadurch ist jedes Cortiorgan mit beiden Hörsphären verbunden.

2.5.3 Diagnostische Ziele der Hörprüfung

- Bestimmung des Schweregrades der Hörstörung,
- Art der Schwerhörigkeit (z. B. Tiefton-, Hochtonschwerhörigkeit),
- Ort der Schwerhörigkeit: Gehörgang – Mittelohr – Cochlea – Hörnerv – Stammhirn – Mittelhirn – Cortex,
- Bestimmung der Ursache der Hörstörung.

2.5.4 Einteilung der Hörprüfmethoden

Man unterscheidet die *subjektive Hörprüfung*, die eine konzentrierte Mitarbeit des Patienten erfordert, von der *objektiven Hörprüfung*, die ohne Mitarbeit des Patienten erfolgt. Bei den subjektiven Hörprüfungen müssen weiter unterschieden werden die klassische Hörprüfung, bei der auch die akustischen Stimuli (Umgangssprache/Flüstersprache, Lautstärke der Stimmgabel) physikalisch nicht standardisiert sind, von der apparativen, semiobjektiven Hörprüfung, bei der der akustische Stimulus definiert, die Antwort des Patienten aber subjektiv beeinflußt ist.

> **Übersicht über die wichtigsten Hörprüfungen**
>
> **Subjektive Hörprüfung (klassische Hörprüfung):**
> - Hörabstandsprüfung: Umgangssprache – Flüstersprache;
> - Stimmgabelversuche nach Rinne, Weber.
>
> **Semiobjektive, apparative Hörprüfung:**
> - Schwellenaudiogramm:
>   Luftleitung,
>   Knochenleitung.
> - überschwellige Tests (zum Nachweis der cochleären Haarzellschädigung – Recruitmentnachweis):
>   Fowler (nur möglich bei einseitiger Innenohrschwerhörigkeit),
>   SISI/Lüscher,
>   Langenbeck (v. a. bei Hochtonschwerhörigkeiten).
> - Hörermüdung (Zeichen einer retrocochleären Schwerhörigkeit)
>   Carhardt.

Übersicht über die wichtigsten Hörprüfungen (Fortsetzung)

- Sprache (normal):
    - Freiburger Sprachtest für Erwachsene;
    - Mainzer Kindertest, Göttinger Kindertest;
- Sprache verändert: (Nachweis zentraler Hörstörungen; in der Praxis seltener eingesetzt)
    - Matzker,
    - Feldmann.

Objektive Hörprüfung:
- Reflexaudiometrie:
    - Beobachtungsaudiometrie (z. B. Säugling unterbricht Nuckeln an der Flasche, wendet sich einer Schallquelle zu, usw.),
    - Aureopalpebralreflex,
    - Atemgeräusch,
    - galvanisch (Veränderung des Hautwiderstandes).
- Impedanzaudiometrie:
    - Tympanometrie (Mittelohrdruck, Beweglichkeit des Trommelfelles);
    - Stapediusreflex (N. facialis), Prüfung der Schallleitungskette,
      - zusammen mit der Hörschwelle Recruitmentnachweis,
      - Reflex-Decay (Hörermüdung);
    - Tensor-tympani-Reflex (N. trigeminus) dient der Unterscheidung der Otosklerose von der Paukensklerose.

Otoakustische Emissionen:
- Evozierte Potentiale:
    - Elektrocochleographie,
    - Hirnstammaudiometrie = BERA (brainstem evoked response audiometry; frühe Potentiale),
    - Evozierte Potentiale mittlerer Latenz,
    - späte evozierte Potentiale.

	Schalleitungs-SH	Sensorische oder cochleäre SH	Neurale oder retrocochleäre SH	Zentrale SH
Lokalisation	Gehörgang, Trommelfell, Mittelohr	äußere Haarzellen, innere Haarzellen	Ganglion, N. cochlearis, Hirnstamm, Mittelhirn	Radiatio acustica, Hirnrinde
Leitsymptome	Knochenleitung (KL) besser Luftleitung (LL)	positives Recruitment (schließt neurale SH nicht aus), Otoakustische Emissionen fehlen	meist negatives Recruitment, pathologische Hörermüdung, gestörtes Richtungshören	Hörverarbeitungsschwäche
Prüfmethode	• Stimmgabel: Rinne negativ, Weber ins kranke Ohr; • Umgangs- und Flüstersprache etwa gleich; • Audio: KL-Kurve, besser LL-Kurve; • Sprachaudio: kein Diskriminationsverlust, • kein Stapediusreflex	• Fowler (Lautheitsausgleich bei einseitiger SH) • SISI/Lüscher (Intensitätsunterscheidungsvermögen), • Langenbeck-Geräuschaudiometrie, • Metz-Recruitment (Stapediusreflex < 50 dB über Hörschwelle), • Otoakustische Emissionen fehlen	• Schwellenschwundtest nach Carhardt, • Stapediusreflex-Decay, • Prüfung des Richtungsgehörs, • BERA (Hirnstammaudiogramm): frühe akustisch evozierte Potentiale verzögert	• Diskrepanz Tongehör/Sprachverständnis, • Tests mit veränderter Sprache (Matzker, Feldmann), • Veränderungen der mittleren und der späten akustisch evozierten Potentiale
Ursache	Gehörgangsfremdkörper, Tubenfunktionsstrg., Mittelohrentzündung, Otosklerose	Hörsturz, Lärm, Mb. Menière, ototoxische Substanzen	Akustikus-Neurinom, Durchblutungsstörung im Stammhirnbereich	Apoplex

Tabelle 2.1. Lokalisation und diagnostische Eingrenzung der Hörstörungen (*SH* Schwerhörigkeit)

2.5.5 Subjektive Hörprüfungen

> Die klassische Hörprüfung darf bei keiner Hörprüfung fehlen

Die Bestimmung der Hörweite für Flüstersprache und Umgangssprache sowie die Stimmgabelversuche nach Weber und Rinne ergeben wichtige Hinweise auf den Sitz einer Hörstörung. Wegen der Einfachheit dieser Prüfung kann sie jederzeit durchgeführt werden. Im Gegensatz zu den Untersuchungen mit den technischen Hilfsmitteln (z. B. mit dem Audiometer) versteht auch schon ein Kindergartenkind den Untersuchungsablauf und kann richtig mitarbeiten. Diese einfache Prüfung sollte jeder Arzt selbst durchführen, da er nur so die Ergebnisse der weiteren Audiometrie überprüfen kann.

> Die klassische Hörprüfung (Hörabstandsprüfung und Stimmgabelversuche) darf bei keiner Hörprüfung fehlen. Durch sie erhält der Arzt erste Hinweise auf die Art einer Schwerhörigkeit und kann somit die weitere Hördiagnostik gezielter einsetzen. V. a. erlaubt die klassische Hörprüfung eine Überprüfung der Audiometrie (vergleichbar dem Kopfrechnen und dem Rechnen mit einer Rechenmaschine).

Die Hörprüfweite wurde früher auch zur *graduellen Einteilung* einer Schwerhörigkeit herangezogen:
Hörweite für Umgangssprache – Grad der Schwerhörigkeit:
- > 4 m   „geringgradig",
- < 4 m – 1 m   „mittelgradig",
- < 1 m – 0,25 m   „hochgradig",
- < 0,25 m   „an Taubheit grenzend".

(Die Ausdrücke für die graduelle Einteilung der Schwerhörigkeit sind gesetzlich verankert, es darf also nicht von einer „leichten", „schweren" oder ähnlichen Schwerhörigkeit gesprochen werden.)

Durchführung. Die Hörabstandsprüfung wird in ruhigen Räumen von mindestens 6 m Länge durchgeführt. Dies bedeutet nicht, daß Um-

Wie können wir unsere Bücher noch besser machen?

Diese Frage können wir nur mit Ihrer Hilfe beantworten. Zu den unten angesprochenen Themen interessiert uns Ihre Meinung ganz besonders. Natürlich sind wir auch für weitergehende Kommentare und Anregungen dankbar.

Unter allen Einsendern deren ausgefüllte Karten das richtige Lösungswort tragen (s. Rückseite) verlosen wir pro Semester *Überraschungspreise* aus Büchern unseres Lehrbuchprogramms im Wert von insgesamt *DM 2.000.-!*

Hülse/Bachmann: Untersuchungskurs HNO

Absender:

Bitte tragen Sie Ihre Angaben deutlich lesbar ein, damit wir Ihnen Ihren Gewinn schicken können. Selbstverständlich werden Ihre Daten vertraulich behandelt

Ich bin ☐ Medizinstudent/in im ____ Sem.
an der Universität

☐ PJ/AIPler ☐ Arzt in Weiterbildung
☐ niedergelassener Arzt ☐ Kliniker
☐ Hochschullehrer ☐

Bitte informieren Sie mich über Ihr Verlagsprogramm. Mich interessieren die Neuerscheinungen in den folgenden Fachgebieten:

Mein Lösungswort lautet:

Antwort

Springer-Verlag
z. Hd. Frau Anne C. Repnow
Koordination Lehrbuch
Tiergartenstraße 17

69121 Heidelberg

Bitte ausreichend frankieren!

Gewinnspiel: Nomen est omen!

Der Gründer des wissenschaftlichen Springer-Verlages, Julius Springer, war leidenschaftlicher Anhänger eines Strategie-Spieles, dessen Thema auch Inhalt der ersten publizierten Bücher des Verlages wurde. Mehr noch: Das Verlagssignet entsprang diesem Spiel. *Um welches Spiel handelt es sich?* Grundzüge desselben erkennen Sie auch auf dem Einband des vorliegenden Lehrbuchs. Tragen Sie den Namen des Spiels bitte auf der Postkarte ein. An der Verlosung nehmen nur Karten mit dem richtigen Lösungswort teil.

Wie wichtig sind Ihnen die nachstehenden Kriterien beim Kauf von Lehrbüchern?

	sehr wichtig				unwichtig
Didaktik	❏	❏	❏	❏	❏
Preis	❏	❏	❏	❏	❏
Autorenrenommé	❏	❏	❏	❏	❏
positive Besprechungen	❏	❏	❏	❏	❏
Inhalt an GK orientiert	❏	❏	❏	❏	❏
farbige Abbildungen	❏	❏	❏	❏	❏
fester Umschlag	❏	❏	❏	❏	❏

Was hat Sie zum Kauf des vorliegenden Lehrbuchs bewogen?
- ❏ die Empfehlung eines Dozenten
- ❏ die Empfehlung eines Kommilitonen
- ❏ stand schon lange auf meiner Wunschliste
- ❏ habe ich im Buchhandel gesehen und spontan gekauft

Was hat Ihnen am vorliegenden Lehrbuch gefallen? _____

Was hat Ihnen nicht gefallen? _____

Wie wichtig sind Ihnen folgende didaktische Lernhilfen?

	sehr wichtig				unwichtig
Kapiteleinleitungen	❏	❏	❏	❏	❏
merksatzartige Überschriften	❏	❏	❏	❏	❏
Fallbeispiele	❏	❏	❏	❏	❏
Randspalten	❏	❏	❏	❏	❏
Lernhilfen auf beigelegter Diskette	❏	❏	❏	❏	❏

Auf welche Verlage treffen folgende Aussagen zu?
Bitte die Kennziffern der Verlage eintragen!

Macht gute Lehrbücher	.....	.....	.....	.....	.....
Ist mir sympathisch	.....	.....	.....	.....	.....
Hat angemessene Preise	.....	.....	.....	.....	.....
Immer auf dem neuesten Stand	.....	.....	.....	.....	.....
Hat guten Kundenservice	.....	.....	.....	.....	.....
Hat ansprechendes Infomaterial	.....	.....	.....	.....	.....

1. Chapman & Hall
2. de Gruyter
3. Gustav Fischer
4. Hippokrates
5. Schattauer
6. Spektrum Verlag
7. Springer-Verlag
8. Thieme
9. Urban & Schwarzenberg

gangssprache vom Ohrgesunden nur aus 6 m Entfernung verstanden wird – die normale Hörweite für Umgangssprache liegt unter optimalen Bedingungen bei über 100 m, Flüstersprache wird über 30 m (!) weit verstanden.

Jedes Ohr wird einzeln geprüft, während das Gegenohr vertäubt wird. Während für die Flüstersprache der **Wagner'sche Schüttelversuch** (Zeigefinger in den Gehörgangseingang legen und leicht schütteln) ausreicht, muß bei der Umgangssprache ab einer Hörweite von unter 1 m die Vertäubung der Gegenseite durch ein Rauschen über Kopfhörer oder aber durch die **Lärmtrommel** erfolgen.

Geprüft wird mit *zweiziffrigen Zahlworten* (zwischen 21 und 99) in normaler Umgangs- und Flüstersprache. (Flüstersprache bedeutet gehauchte Stimme ohne Stimmbandschluß; Flüstersprache ist also keine „leise" Umgangssprache, sondern setzt sich nur aus hohen Frequenzanteilen zusammen – die tragenden tiefen Frequenzen fehlen.).

Die unterschiedlichen Frequenzspektren der Umgangssprache und der Flüstersprache erklären auch ihren diagnostischen Wert: Während bei der Mittelohr- oder Schalleitungsschwerhörigkeit meist der gesamte Frequenzbereich betroffen ist, ist die Innenohrschwerhörigkeit sehr häufig im Hochtonbereich am ausgeprägtesten.

> Bei der Schalleitungsschwerhörigkeit wird Umgangssprache wie auch Flüstersprache gleichermaßen betroffen, während bei der Innenohrhochtonschwerhörigkeit die Umgangssprache nur geringfügig eingeschränkt ist, Flüstersprache aber kaum mehr am Ohr verstanden wird.

Stimmgabelprüfung. Während früher die Hörprüfung mit Stimmgabelreihen im Frequenzbereich von 125 Hz bis 4000 Hz durchgeführt wurde, wird heute nur noch die a^1-Stimmgabel (= 440 Hz) benutzt. Es sind zwei Stimmgabelversuche klinisch bedeutsam:

- **Weber'scher Versuch:** Das Prinzip ist der binaurale Vergleich der Knochenleitung. Die Stimmgabel wird in der Mitte des Scheitels aufgesetzt. Der Ohrgesunde hört den Ton „im ganzen Kopf" oder auf „beiden Ohren". Der Mittelohrschwerhörige „lokalisiert" den Ton im kranken Ohr, der einseitig Innenohrschwerhörige hört den Ton im besseren Ohr.
- **Rinne'scher Versuch:** Das Prinzip ist der monaurale Vergleich von Luft- zu Knochenleitung. Der Patient wird gefragt, ob er die vor das Ohr gehaltene Stimmgabel (= Luftleitung) besser hört, als wenn die

Stimmgabel hinter dem Ohr auf dem Planum mastoideum aufgesetzt wird (= Knochenleitung). Beim Ohrgesunden wird die Luftleitung aufgrund der im Mittelohr erfolgenden Verstärkung besser gehört als über die Knochenleitung: der Rinne fällt positiv aus. Ab einer *Mittelohrstörung von ca. 20 dB* Schalleitungskomponente wird die Stimmgabel, auf dem Mastoid aufgesetzt, besser gehört als über Luftleitung, der Rinne fällt negativ aus. (Im Gegensatz zu den meisten anderen medizinischen Tests bezeichnet beim Rinne'schen Versuch das positive Ergebnis den Normalbefund.)

Der Mittelohrschwerhörige „lokalisiert" beim Weber den Ton im kranken Ohr, der einseitig Innenohrschwerhörige hört den Ton im besseren Ohr.
Ab einer *Mittelohrstörung* von ca. 20 dB Schalleitungskomponente wird die Stimmgabel, auf dem Mastoid aufgesetzt, besser als über Luftleitung gehört: der Rinne fällt negativ aus.

2.5.6 Semiobjektive, apparative Hörtests

Das Hörschwellenaudiogramm
ist eine semiobjektive Untersuchungsmethode

Das Audiometer bietet reine Sinustöne im Frequenzbereich von 125 Hz bis 12.000 Hz mit verschiedenen Schallintensitäten an. Der Patient gibt an, bei welcher Intensität ein Ton gerade wahrgenommen wird. Es handelt sich also nur um eine semiobjektive Hörprüfmethode, da man auf die gute Mitarbeit des Untersuchten angewiesen ist.

Im Audiogramm werden die einzelnen Frequenzen und die entsprechenden Hörschwellenwerte in dB eingetragen, wobei bei den heutigen Audiometern in der Regel die Hörschwelle für den gesamten Frequenzbereich gleich 0 dB gesetzt wird (Relativdarstellung: = dB[HL]).

Untersucht wird beim Hörschwellenaudiogramm über einen *Luftleitungshörer* und einen *Knochenleitungshörer*. Der Knochenleitungshörer wird auf das Planum mastoideum aufgesetzt. Die Schallwellen gelangen über den Knochen unter Umgehung des Mittelohres direkt zum Innenohr. Die Knochenleitungs-Kurve gibt also die Innenohrleistung wieder. Ein über Luftleitungshörer angebotener Ton wird durch Ohrmuschel-Gehörgang-Trommelfell- und Gehörknöchelchenkette in das Innenohr geleitet und verstärkt, so daß die Knochenleitungskurve ungünstiger liegt als die Luftleitungskurve. Ein über Luftleitung angebotener Ton wird vom Normalhörigen deutlich besser als über Knochenleitung wahrgenommen.

Alle Audiometer besitzen für den Knochenleitungshörer einen „Vorverstärker", so daß die Knochenleitungskurve deckungsgleich oder besser als die Luftleitungskurve liegen muß. (Im Gegensatz zu den physiologischen Verhältnissen, wo die Luftleitungskurve immer günstiger als die Knochenleitungskurve liegt. Siehe auch Rinne'scher Stimmgabelversuch.)

Folgende Zeichen werden in ein Audiogramm eingetragen:
○--○   Luftleitung rechts (rot),
x—x   Luftleitung links (blau),
>-->   Knochenleitung rechts (rot),
<--<   Knochenleitung links (blau),
Z   Zahlworte (zwischen 21 und 99),
W   Einsilber,
●   Überhörkurve,
⊙   Tinnitus (tonähnlich),
⊖   Tinnitus (geräuschähnlich),
LL ∅   Luftleitung nicht gehört,
KL ∅   Knochenleitung nicht gehört.

Die normale Hörschwellenkurve (Abb. 2.16) liegt bei 10 dB, evtl. bis 20 dB absinkend. Dies erklärt sich daraus, daß auch in „ruhigen" Untersuchungsräumen das Umgebungsgeräusch um 30 dB liegt, so daß

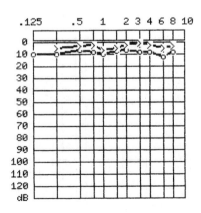

Abb. 2.16 Normales Hörschwellenaudiogramm (rechtes Ohr)

die Testtöne selbst bei schallisolierten Kopfhörern auch bei einer Hörschwelle um 0 dB erst bei ca. 10 dB wahrgenommen werden können.

Typische Audiogrammbilder ermöglichen die Unterscheidung verschiedener Schwerhörigkeiten

- *Schalleitungsschwerhörigkeit:* Die Knochenleitung liegt im Normbereich, die Luftleitung ist deutlich abgesetzt. Man spricht von einer *air-bone gap* (Abb. 2.17).

Die maximale Schalleitungskomponente beträgt ca. 60 dB, da alle größeren Schallintensitäten auch bei kompletter Zerstörung des Mittelohres über den Schädelknochen (Gehörgangsknochen) zum Innenohr gelangen können.

- *Innenohrschwerhörigkeit*: Knochenleitungs- und Luftleitungskurve verlaufen nahezu deckungsgleich. Nach dem Hörverlust unterscheidet man
  - Innenohrhochtonschwerhörigkeit (= cochleobasal = häufigste Form der Innenohrschwerhörigkeiten) (Abb. 2.18): Während bei der Altersschwerhörigkeit der Hörverlust zu den hohen Frequenzen hin stetig zunimmt, weist die Lärmschwerhörigkeit im Anfangsstadium regelmäßig eine 4000 Hz-Senke auf;

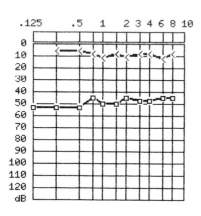
Abb. 2.17 Schalleitungsschwerhörigkeit

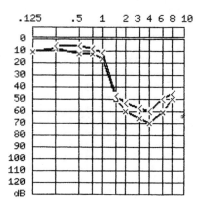

Abb. 2.18 Cochleobasale Innenohrschwerhörigkeit (z. B. Lärmschwerhörigkeit)

- Tieftonschwerhörigkeit (= cochleoapikal) (z. B. Menière'sche Krankheit);
- pantonale, den gesamten Frequenzbereich erfassende Schwerhörigkeit (= pancochleär), z. B. nach Hörsturz (Abb. 2.19);
- mediocochleäre Innenohrschwerhörigkeit: Sie erfaßt nur den mittleren Frequenzbereich und findet sich meist bei angeborenen, hereditären Schwerhörigkeiten.

Bei der *kombinierten Schwerhörigkeit* (Abb. 2.20) weist die Knochenleitungskurve auf eine Innenohrschädigung hin. Zusätzlich besteht eine Schalleitungsschwerhörigkeit. Beispielsweise treten beim Cholesteatom die Toxine vom Mittelohr über das Foramen rotundum und

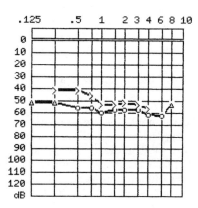

Abb. 2.19 Pantonale Innenohrschwerhörigkeit (z B. Hörsturz)

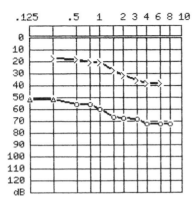

Abb. 2.20 Kombinierte Schwerhörigkeit

ovale in das Innenohr über und führen so zu einer Schwerhörigkeit, meist im Hochtonbereich. Die meisten Otosklerosen lassen nach einigen Jahren neben der Schalleitungsschwerhörigkeit auch eine Innenohrschädigung erkennen.

> Überschwellige Tests dienen zum Nachweis eines Recruitments

Recruitmentnachweise. Das Hörschwellenaudiogramm läßt eine Differenzierung zwischen *Schalleitungsschwerhörigkeit* und *Schallempfindungsschwerhörigkeit* zu. Die Schallempfindungsschwerhörigkeit muß weiter differenziert werden in eine:
- *sensorische*, sog. cochleäre Schwerhörigkeit oder Haarzellschädigung (z. B. Hörsturz, Lärmschwerhörigkeit) und in eine
- *neurale* Schwerhörigkeit oder Nervenschwerhörigkeit bzw. retrocochleäre Schwerhörigkeit (z. B. Akustikusneurinom).

Hierbei besitzt die Prüfung des Recruitments eine besondere Bedeutung.

Recruitment. Die cochleäre Haarzellschädigung wird dadurch geprägt, daß in der Cochlea zunächst immer die äußeren Haarzellen gestört werden, die inneren Haarzellen aber lange erhalten bleiben. Während die inneren Haarzellen offenbar für die eigentliche Sinneswahrnehmung zuständig sind, verstärken die äußeren Haarzellen des Innenohres aktiv die Form der Wanderwelle. Die von den äußeren

Haarzellen in der Form veränderte Wanderwelle wird von den inneren Haarzellen wahrgenomen. Dies führt zu einer Verstärkung leiser Töne um etwa 40 dB und zu einer besseren Frequenzanalyse.

Der Nachweis dieser mechanischen Verstärkungsprozesse der äußeren Haarzellen gelingt durch Registrierung der evozierten *Otoakustischen Emissionen (OAE)*. OAE's sind Schallschwingungen, die durch die aktive Kontraktion der äußeren Haarzellen entstehen. Sie werden im Gehörgang durch ein Mikrofon empfangen, verstärkt, gemittelt und registriert. Diese Untersuchung ist heute auch in der Praxis problemlos möglich. Die Präsenz von Otoakustischen Emissionen ist an weitgehend intakte äußere Haarzellen gebunden. Bei einem Hörverlust von über 25 bis 30 dB HL sind die OAE's bereits so schwach, daß sie mit den heutigen Geräten nicht mehr abgeleitet werden können.

- Eine innere Haarzellschädigung ohne Schädigung der äußeren Haarzellen ist heute noch nicht nachgewiesen.
- Bei einer Innenohrschwerhörigkeit über 40 dB Hörverlust und bei positivem Recruitment sind auch innere Haarzellen geschädigt.
- Die Schädigung der äußeren Haarzellen führt zu der Erscheinung des Recruitments (= positiver Lautheitsausgleich = fehlende OAE's).

Ein positives Recruitment ist ein Nachweis einer cochleären Haarzellschädigung. Es ist aber zu beachten, daß eine cochleäre Haarzellschädigung neben einer neuralen Schwerhörigkeit (z. B. Akustikusneurinom) bestehen kann. Ein positives Recruitment schließt also ein Akustikusneurinom nicht aus!

Der klassische Nachweis einer cochleären Haarzellschädigung erfolgt mit dem *Fowler-Test*, der jedoch nur bei einer einseitigen Schwerhörigkeit oder zumindest einer Rechts-Linksdifferenz von 30 dB möglich ist.

Bei einseitiger Schwerhörigkeit muß ein Ton gleicher Frequenz auf dem schlechter hörenden Ohr mit größerer Lautstärke angeboten werden als auf dem besseren Ohr, um gerade wahrgenommen zu werden. Subjektiv werden die Töne an der Hörschwelle im gesunden und im kranken Ohr gleich laut empfunden. Auf dem kranken Ohr wird nun der Ton in 10 dB-Sprüngen gesteigert und der Ton gleicher Lautheit auf dem gesunden Ohr bestimmt. Auf dem gesunden Ohr sind deutlich größere Intensitätssprünge als 10 dB erforderlich, um eine gleiche „Lautheit" zu empfinden. (Der Abstand zwischen der Hörschwelle und der Schallstärke gleicher Lautheit ist auf dem gesunden Ohr größer als auf dem kranken Ohr.) In der Regel wird bei ca. 80 dB auf beiden Seiten, also bei seitengleicher Schallintensität, eine seitengleiche Lautheit erreicht. Man spricht von einem *positiven Lautheitsausgleich* oder von einem *positiven Recruitment*.

In der Abb. 2.21 liegt rechts eine pancochleäre Schwerhörigkeit um 50 dB bei Normalhörigkeit links vor. Auf dem rechten Ohr wird nun der Ton in 10 dB-Sprüngen gesteigert und die Tonintensität gleicher Lautheit auf dem gesunden Ohr bestimmt. Bei 80 dB wird der Ton auf beiden Ohren gleich laut empfunden. Bei 85 dB wird der Ton auf dem schwerhörigen Ohr lauter empfunden als ein Ton gleicher Intensität auf dem normalhörigen Ohr.

> *Definition des Recruitments:* Ein positives Recruitment bedeutet, daß die leisen Töne nicht wahrgenommen werden können, laute Töne jedoch normal laut oder aber „unangenehm laut" empfunden werden, da das Lautheitsempfinden sehr schnell ansteigt und die Frequenzanalyse unpräziser wird.

Aus der Beschreibung des Fowler-Testes geht hervor, daß dieser Test zum Nachweis der cochleären Haarzellschädigung nur bei einer *einseitigen* Schwerhörigkeit oder zumindest einer Rechts-Links-Diffe-

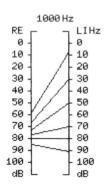

Abb. 2.21 Fowler-Test bei 1000 Hz (*RE* schwerhöriges Ohr mit Hörschwelle von 58 dB, *LI* gesundes Ohr)

renz von 30 dB möglich ist. Bei den viel häufigeren *symmetrischen Innenohrschwerhörigkeiten* kann der Fowler-Test nicht eingesetzt werden, es muß auf weitere Tests zurückgegriffen werden:
- SISI-Test,
- Geräuschaudiometrie nach Langenbeck,
- Metz'sches Recruitment.

SISI-Test nach Jerger (Short Increment Sensitivity Index). Ein gesundes Ohr kann eine Amplitudenmodulation (Verstärkung der Schallintensität) in Hörschwellennähe erst ab 2 dB wahrnehmen. 20 dB über der Hörschwelle muß die Modulation ca. 1,3 dB betragen, 80 dB über der Hörschwelle nur noch 0,35 dB, um gerade wahrgenommen zu werden.

Beim SISI-Test wird ein Dauerton 20 dB über der Hörschwelle 20 mal über je 0,2 Sekunden um 1 dB verstärkt (moduliert). Der Ohrgesunde wie auch der Patient mit einer neuralen Schwerhörigkeit wird eine solche Amplitudenmodulation nicht wahrnehmen, der Patient mit einer cochleären Haarzellschädigung kann alle Modulationen registrieren (mindestens aber 80%).

Geräuschaudiogramm nach Langenbeck. Dieser Test ist bei einer *Innenohrhochtonschwerhörigkeit* durchzuführen: Zunächst wird die Hörschwelle bestimmt. Anschließend wird ein „Langenbeck'sches Rauschen" auf das zu prüfende Ohr gegeben. Das Geräusch verdeckt alle Sinustöne, die leiser sind als das Geräusch. Die Geräuschintensität wird so gewählt, daß die Hörschwelle im unteren und mittleren Frequenzbereich verdeckt wird (in Abb. 2.22 mit 50 dB), im oberen Frequenzbereich aber deutlich unter der Geräuschschwelle liegt. Es wird bei gleichzeitigem Geräusch ein erneutes Hörschwellenaudiogramm (= Geräuschtonschwellenaudiogramm) angefertigt. Dem Ohrgesunden müssen nun die Prüftöne ca. 5 dB lauter als das Geräusch angeboten werden, um wahrgenommen zu werden. Ein Patient mit einer *cochleären* Haarzellschädigung ist demgegenüber in der Lage, Sinustöne *direkt* an der Geräuschschwelle wahrzunehmen, eine Hörschwelle unterhalb der Geräuschschwelle wird nicht beeinflußt. Man sagt: „Die Geräuschtonschwelle mündet in die Hörschwellenkurve ein." Ein solches Einmünden ist ein Hinweis für eine cochleäre Haarzellschädigung (Abb. 2.22). Bei der neuralen Schwerhörigkeit weicht die „Geräuschtonschwelle" um 10 bis 20 dB aus (Abb. 2.23).

Metz'sches Recruitment. Es handelt sich hier um einen *objektiven* Recruitment-Nachweis, wenn die Hörschwelle gesichert ist. Es wird je-

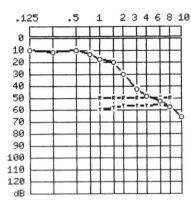

Abb. 2.22 Langenbeck'sches Geräuschaudiogramm (R--R Rauschen; T--T Geräuschtonschwelle). Die „Geräuschtonschwelle" schneidet bei 6 kHz in die Hörschwelle ein = positives Recruitment = cochleäre Haarzellschädigung

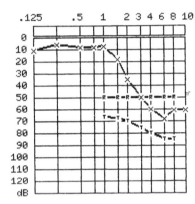

Abb. 2.23 Langenbeck'sches Geräuschaudiogramm. Die „Geräuschtonschwelle" nähert sich der Hörschwelle nur bis auf 15 dB bei 6 kHz: sie weicht aus; negatives Recruitment = neurale Schwerhörigkeit

doch bei den subjektiven Hörtests erwähnt, da es für die Recruitmentbestimmung großen praktischen Wert besitzt. Grundlage ist der aurikulofaziale Reflex (Abb. 2.24).

Bei jedem Ohrgesunden wird durch Beschallung eines Ohres mit einer Intensität von ca. 75-85 dB über der Hörschwelle eine Kontraktion des M. stapedius beiderseits ausgelöst. Eine solche Kontraktion ist mit der Impedanzaudiometrie aufzuzeichnen. Der aurikulofaziale Reflex geht von den *inneren* Haarzellen aus. Liegt nun eine cochleäre Haarzellschädigung vor, bei der in aller Regel die äußeren Haarzellen betroffen sind, steigt die Stapediusreflexschwelle *nicht* an. Dies bedeutet, daß bei der cochleären Haarzellschädigung die Stapediusreflexe unverändert mit 75-85 dB Intensität ausgelöst werden kön-

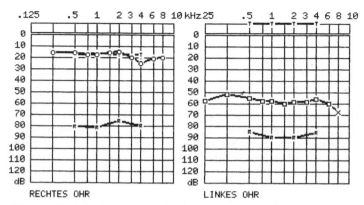

Abb. 2.24 Metz'sches Recruitment: Rechtes Ohr normalhörig, linkes Ohr pantonale Schwerhörigkeit um 50 dB. Trotz der deutlichen Schwerhörigkeit links liegt die Stapediusreflexschwelle (R--R) links (wie auf dem normalhörenden Ohr) zwischen 80 und 90 dB [HL]

nen, obwohl die Hörschwelle durch die Schädigung der äußeren Haarzellen um bis zu 50 dB schlechter liegt. Die Differenz zwischen Hörschwelle und Stapediusreflexschwelle wird deutlich kleiner. Die Stapediusreflexe werden bei einem positiven Recruitment bei Intensitäten von unter 60 dB (Definition), teilweise auch schon von 30 dB und weniger über der Hörschwelle erkennbar. Bei einer neuralen Schwerhörigkeit liegt demgegenüber die Stapediusreflexschwelle unverändert 75-85 dB über der Hörschwelle.

Schwellenschwundtest nach Carhart. Die pathologische Hörermüdung wird mit dem Schwellenschwundtest nachgewiesen: Ein gerade wahrnehmbarer Ton an der Hörschwelle wird physiologischerweise nur wenige Sekunden gehört. Erst wenn der Ton um 5 dB verstärkt wird, kann er länger als 60 Sekunden empfunden werden. Muß die Tonintensität um 20 dB und mehr gesteigert werden, um den Ton 1 Minute lang wahrnehmen zu können, wird von einer *pathologischen Hörermüdung* gesprochen. Bei einem Akustikusneurinom kann die Hörermüdung so ausgeprägt sein, daß ein Ton selbst 70 dB über der Hörschwelle nicht 60 Sekunden gehört wird, da er schon vorher verschwindet.

Die Sprachaudiometrie erfaßt auch die geistigen Leistungen beim Hören

Die bisher geschilderte Tonaudiometrie erlaubt lediglich eine Aussage über die Lokalisation der Hörstörung im peripheren Hörbereich. Für den Betroffenen ist jedoch die Störung des *sozialen Gehörs*, die Störung des Sprachverständnisses, von entscheidender Bedeutung. Das Sprachverständnis prüft einerseits das Hörvermögen, erfaßt aber auch zentrale, geistige Leistungen. So können wir z. B. alle chinesischen Wörter hören – aber nicht verstehen. Aussagekräftig wird also die Sprachaudiometrie erst dann, wenn der Untersuchte die angebotenen Wörter versteht. Dies ist v. a. bei Jugendlichen und Kindern, wie auch bei allen Ausländern zu berücksichtigen.

Der deutschsprachige Erwachsene wird untersucht mit dem *Freiburger Sprachverständlichkeitstest* (Abb. 2.25).

Der Freiburger Sprachtest setzt sich aus zwei Untersuchungsgruppen zusammen: Untersucht werden die relativ leicht verständlichen zweiziffrigen Zahlworte zwischen 21 und 99 und die schwierigen einsilbigen Wörter wie z. B. „Ring", „Spott" oder „Farm".

Die Sprachaudiometrie arbeitet mit Lautstärken in dB.

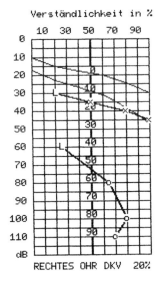

Abb. 2.25 Sprachaudiogramm: x---x Zahlenverständnis; o---o Einsilberverstehen, DKV Diskriminationsverlust für Einsilber

Der Normalhörende versteht bei einem Schallpegel von 18,5 dB 50% der *Zahlworte*. Dieser Wert wird gleich Null gesetzt. Werden 50% der Zahlen erst bei 50 dB gehört, so spricht man von einem Hörverlust für das 50%-ige Zahlenverständnis von 31,5 dB (50-18,5 = 31,5 dB).

In dem Sprachaudiogramm in Abb. 2.25 wurde ein Hörverlust von 15 dB eingetragen. Eine maximale *Wortverständlichkeit* wird bei 100 dB von 80% erreicht, der Diskriminationsverlust („DKV") beträgt 20%.

Der Normalhörende erreicht bei 65 dB (günstigstenfalls bei 50 dB) eine 100%-ige Wortverständlichkeit für Einsilber. Die *Diskrimination* beträgt dann 100%, der *Diskriminationsverlust* beträgt 0%. Das Einsilberverstehen wird in der Regel bei 60, 80 und 100 dB untersucht. Wenn nur eine maximale Wortverständlichkeit von 70% erreicht wird, spricht man von einem Diskriminationsverlust von 30%.

Die Sprachaudiometrie bietet die Möglichkeit einer quantitativen Bewertung des Hörvermögens. Durch Ermittlung des Hörverlustes für Zahlen und des „Gesamtwortverstehens" (= Diskrimination = Verstehen der Einsilber bei 60, 80 und 100 dB) kann mit einer Tabelle der *prozentuale Hörverlust* für jedes Ohr einzeln ermittelt werden:
- 30% Hörverlust entspricht „geringgradig schwerhörig",
- 50% Hörverlust entspricht „mittelgradig schwerhörig",
- 70% Hörverlust entspricht „hochgradig schwerhörig",
- 90% Hörverlust entspricht „an Taubheit grenzender Schwerhörigkeit".

Parameter, die aus dem Sprachaudiogramm abgelesen werden können:
- *Hörverlust* für das 50%-ige Zahlenverständnis (Angabe in dB),
- *Diskriminationsverlust* der „Einsilber" bei 60, 80 und 100 dB (Angabe in %),
- *Gesamtwortverstehen:* Verstehen der Einsilber bei 60, 80 und 100 dB (angegeben wird die absolute Zahl – maximal 300 – keine Maßeinheit),
- *Hörverlust [%]:* ergibt sich aus dem Hörverlust (in dB) und dem Gesamtwortverstehen anhand der Tabelle von Boenninghaus und Röser, 1973.

- Cave: nicht verwechseln: Hörverlust [dB] – Hörverlust [%]

Nachweis zentraler Hörstörungen

Hier stehen zwei unterschiedliche Tests zur Verfügung, die die Fähigkeit zur Fusion von zwei zusammengehörigen Teilinformationen und andererseits die Fähigkeit zur getrennten Fortleitung zweier unabhängiger Schallbilder untersuchen.
- Bei dem *Matzker-Test* wird auf einem Ohr nur der Tiefpaß (500-800 Hz) und auf dem anderen Ohr nur der Hochpaß (1800-2500 Hz) eines Wortes angeboten. Getrennt sind beide Sprachanteile nicht zu verstehen, erst durch eine erfolgreiche subkortikale Integration beider Anteile kann das angebotene Wort verstanden werden.
- Die Fähigkeit zur getrennten Fortleitung zweier unabhängiger Schallbilder wird untersucht mit dem *dichotischen Diskriminationstest* nach Feldmann: bei diesem Test werden synchron auf beiden Ohren verschiedene mehrsilbige Worte angeboten, z. B. rechts „Lattenzaun", links „Ofenrohr". Der Ohrgesunde kann trotz des gleichzeitigen Hörens beide Worte richtig nachsprechen. Wird nur auf einer Seite nicht richtig verstanden, weist dies auf eine umschriebene zentrale Störung (vorwiegend Temporalrinde) hin.

2.5.7 Objektive Hörprüfung

Mittels der Reflexaudiometrie können schon Säuglinge untersucht werden

Die Beobachtungsaudiometrie und v. a. der Aureopalpebralreflex dienen im Säuglingsalter zur groben Orientierung, ob ein Hörvermögen vorliegt oder nicht. Es wird hier bewußt mit stark überschwelligen Schallstärken gearbeitet. So ist der Aureopalpebralreflex (Lidschluß beim Klatschen in die Hände) erst ab 80-90 dB erkennbar.

Die Impedanzaudiometrie mißt den Widerstand des Trommelfells bei Beschallung

Unter „Impedanz" versteht man den Widerstand, der dem Schall am Trommelfell entgegengesetzt wird. Ein normales Trommelfell absorbiert den ankommenden Schall und leitet ihn an die Gehörknöchelchenkette weiter, eine geringe Schallmenge wird aber reflektiert. Diesen reflektierten Schall können wir mit dem Impedanzmeßgerät registrieren. Durch Veränderungen am Trommelfell (z. B. Kalknarben, entzündliche Verdickung) oder im Mittelohr (z. B. Erguß, Fixierung der Gehörknöchelchen) ändert sich der akustische Widerstand.

Tympanometrie. Die Beweglichkeit des Trommelfells wird geprüft, indem das Trommelfell durch einen Überdruck-Unterdruck im äußeren Gehörgang (+200 bis -400 daPa) nach innen gedrückt oder nach außen gesaugt wird. Die dadurch entstehenden Volumenänderungen werden auf der y-Achse aufgezeichnet. Wenn der Druck im Gehörgang dem Mittelohrdruck entspricht, ist das Trommelfell frei beweglich, der akustische Widerstand ist am geringsten. Da der Druck im Gehörgang gemessen werden kann, kann so indirekt auch der Mittelohrdruck bestimmt werden. So ist eine Aussage über eine Tubenbelüftungsstörung des Mittelohres, Mittelohrergüsse, klaffende Tube, Fixierung der Gehörknöchelchen und natürlich auch Trommelfellveränderungen (z. B. narbig, verdickt) möglich (Abb. 2.26).

Stapediusreflexaudiometrie. Durch einen Schall von 75 bis 85 dB wird über den „aurikulofazialen Reflex" eine Kontraktion des M. stapedius *beiderseits* ausgelöst. Durch die Beiderseitigkeit kann ein Ohr beschallt und auf dem anderen der Reflex nachgewiesen werden. Die Kontraktion des Muskels führt zu einer Versteifung der Gehörknöchelchenkette, die in einer Änderung der Impedanz erkennbar ist. Mit der Stapediusreflexaudiometrie sind drei Aussagen möglich:
- Der M. stapedius ist ein so schwacher Muskel, daß eine Veränderung der Schalleitung um nur 10-15 dB die Fortleitung der Stapesbewegung bis zum Trommelfell verhindert. In aller Regel muß bei einem erkennbaren Stapediusreflex von einem unauffälligen Trommelfell und intakten Mittelohrverhältnissen ausgegangen werden.
- Die Stapediusreflexschwelle stellt im Prinzip eine objektive Hörprüfung dar, wobei jedoch eine zuverlässige Hörschwellenbestimmung nicht möglich ist, da im Falle eines positiven Recruitments der Stapediusreflex schon im Extremfall 20 dB über der Hörschwelle ausgelöst werden kann. Bei bekannter Hörschwelle ist aber eine Aussage über ein Recruitment möglich (s. unter „Recruitment" S. 42). Dieses sog. *Metz'sche Recruitment* ist ein objektiver Nachweis eines positiven Lautheitsausgleiches. Die Stapediusreflexschwelle ist trotz abgesunkener Hörschwelle unverändert (Abb. 2.27).
- Die *pathologische Hörermüdung* ist Zeichen einer *retrocochleären* Funktionsstörung. Ein einfacher Nachweis der pathologischen Hörermüdung ist mit der Stapediusreflexaudiometrie möglich. 10 dB

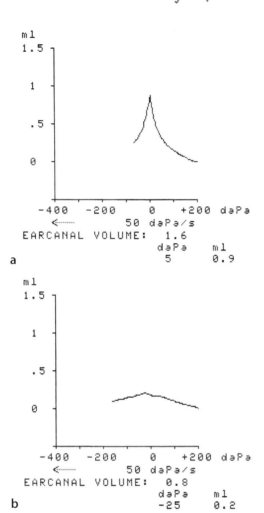

Abb. 2.26 a, b Normales Tympanogramm, unterste Zeile: 5 daPa = Mittelohrdruck; 0,9 ml = Compliance-Änderung = Trommelfellbeweglichkeit, (**a**), Tympanogramm abgeflacht: Compliance-Änderung 0,2 ml (z.B. Mittelohrerguß, stark vernarbtes Trommelfell) (**b**)

über der Stapediusreflexschwelle wird das Ohr 10 Sekunden lang beschallt. Im Falle der pathologischen Hörermüdung wird sich bereits nach 5 Sekunden der Ausschlag des Stapediusreflexes um minde-

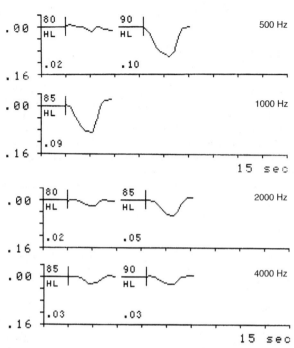

Abb. 2.27 Stapediusreflexe bei 500, 1000, 2000 und 4000 Hz. Bei 2000 Hz bei 80 dB nur schwacher Reflex, jedoch deutlich bei 85 dB

stens 50% verringern. Man spricht von einem pathologischen *Reflex-Decay*.

Tensor-Tympani-Reflex. Während der Stapediusreflex allein über einen akustischen Reiz ausgelöst wird, wird der Tensor-Tympani-Reflex durch einen sensiblen Reiz provoziert. Der Reflexbogen geht über eine Reizung des N. trigeminus zum M. tensor tympani, der vom N. trigeminus innerviert wird. Eine Kontraktion dieses Muskels führt ebenfalls zu einer mit der Impendanzmessung nachweisbaren Trommelfellversteifung. Der Reflex kann ausgelöst werden durch Bestreichen der Wange, Anblasen der Ohrmuschel, aber auch durch Schallintensitäten von 120 dB und mehr (= Unbehaglichkeitsschwelle – Schmerzschwelle).

Otoakustische Emissionen (OAE) sind eine einfache und schnelle Untersuchungsmethode

Die Otoakustischen Emissionen (OAE's) werden von den äußeren Haarzellen ausgesandt (s. o. unter „Recruitment", S. 40). Die Kenntnisse dieser OAE's haben unsere Vorstellungen über die Recruitmentphänomene in den letzten Jahren vollständig verändert und müssen deshalb zum Verständnis des Recruitments gekannt werden. Sind OAE's nachweisbar (Reproduzierbarkeit besser/ gleich 50%) kann der Hörverlust nicht mehr als 30 dB betragen. Die OAE's haben sich aufgrund der einfachen und schnellen Untersuchungsmöglichkeit als Screening-Methode in der pädaudiologischen Praxis wie auch bei Erwachsenen bei der Untersuchung von Haarzellschädigungen breit durchgesetzt (Abb. 2.28).

Akustisch evozierte Potentiale

Elektrocochleographie. Die Elektrocochleographie arbeitet wie auch die nachfolgenden Untersuchungsmethoden (BERA, späte Potentiale) wie ein EEG.

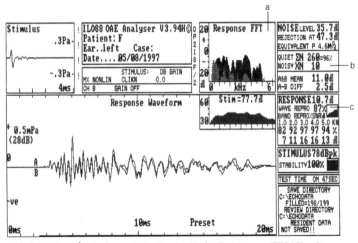

Abb. 2.28 Transistorisch evozierte Otoakustische Emissionen (TEOAE): *a*: Response FFT: grau = Grundrauschen, schwarz = positive Antwort. *b*: 260 verwertbare Stimuli („quiet ΣN"), 10 nicht verwertbare Stimuli („noisy XN"). Kurve nicht verwertbar, wenn mehr als 26 noisy XN. *c*: Wellen-Reproduzierbarkeit („Wave Repro") 87% = positives Ereignis. Negativ ist unter 50% Wave Repro

Bei der Elektrocochleographie wird die aktive Elektrode durch das Trommelfell gestochen und auf das Promontorium aufgesetzt, die inaktive Elektrode liegt auf dem Mastoid oder der Vertex.

Die Elektrocochleographie ermöglicht die präzisesten Aussagen über die cochleäre Leistung (Hörschwellenbestimmung), gibt aber auch Hinweise über den Endolymphdruck, so daß hiermit objektive Hinweise für das Vorliegen eines Labyrinthhydrops (Morbus Menière) gefunden werden können.

Hirnstammaudiometrie – frühe akustisch evozierte Potentiale – Brainstem evoked response audiometry („BERA")

Die Hirnstammaudiometrie hat zunehmend Eingang in die HNO-Praxen, aber auch in die neurologischen Facharztpraxen gefunden. Bei der Hirnstammaudiometrie werden die evozierten Potentiale in den ersten 10 ms nach dem akustischen Stimulus (ein 100 ms langer Click) abgeleitet. Die in diesem kurzen Zeitraum abgeleiteten Kerngebiete der Hörbahn generieren Potentiale, die abgeleitet werden können und nach dem Zeitpunkt ihres Erscheinens („Latenz") identifiziert werden (Abb. 2.29).

Die Potentiale der einzelnen Wellkomplexe werden folgenden anatomischen Strukturen zugeordnet:
- Welle I (Cochlea, N. acusticus) erscheint nach 1,6-1,9 ms;
- Welle II (Nucleus cochlearis) nach 2,9-3,0 ms;
- Welle III (obere Olive) nach 3,9-4,1 ms;
- Welle IV (Lemniscus lateralis) und Welle V (Colliculus inferior) bilden meist einen Wellkomplex und zeigen sich nach 5,1 bzw. 5,8 ms.
- Die Wellen VI und VII sind inkonstant, ihre Lokalisation ist bis heute nicht eindeutig geklärt, ihre Aussagekraft daher eingeschränkt.

Die Wellkomplexe I, III und V sind regelmäßig ausgebildet, so daß ihre klinische Aussagekraft sehr groß ist. Liegt z. B. eine Störung im Kleinhirnbrückenwinkel vor (z. B. Akustikusneurinom), wird Welle I noch deutlich erkennbar sein, Welle III und V jedoch verringert, zumindest aber deutlich verzögert oder aber ganz verschwunden sein.

Die Hirnstammaudiometrie ist auch im Schlaf oder in der Narkose abzuleiten. Auch beim Neugeborenen sind regelrechte, hirnstammaudiometrische Potentiale abzuleiten. Der Nachteil liegt in der fehlenden Frequenzspezifität des akustischen Stimulus. Ein 100-ms-Click entspricht im Hörschwellenaudiogramm dem Frequenzbereich

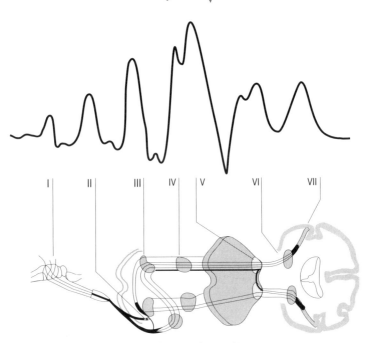

Abb. 2.29 Hirnstammaudiometrische Kurve bei 75 dB

um 1500-3000 Hz. Eine Aussage über eine Hochton- oder eine Tiefton-schwerhörigkeit ist nur eingeschränkt und mit großem technischem Aufwand möglich.

Eine frequenzspezifische Ableitung der akustisch evozierten Potentiale ist mit den *mittleren* und *späten Potentialen* möglich (Abb. 2.30). Da diese Potentiale aber von der Hirnrinde generiert werden, unterliegen sie naturgemäß erheblichen Vigilanzschwankungen (die günstigsten Kurven finden sich, wenn der Patient sich auf die akustischen Stimuli konzentriert; im Schlaf werden die Potentiale deutlich verringert). Diese Einschränkungen müssen immer bedacht werden, da sonst die technischen, „objektiven" Hörprüfungen leicht in ihrer Wertigkeit überschätzt werden.

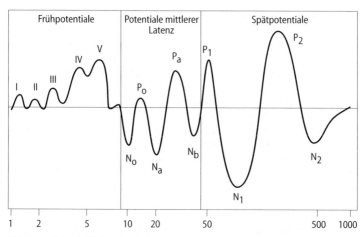

Abb. 2.30 Schaubild über die „frühen", „mittleren" und „späten" Potentiale und ihre Bezeichnungen

2.6 Tubenfunktionsprüfung

Wie aus den Darlegungen zur Impedanzmessung (s. S. 49) hervorgeht, kann mit dem „Tympanogramm" eine Belüftungsstörung des Mittelohres gemessen werden. Aus diesem Grunde sollen auch die Tubenfunktionsprüfungen an dieser Stelle besprochen werden.

Voraussetzung für eine ungestörte Mittelohrfunktion ist eine normale Belüftung. Diese Belüftung erfolgt über die Tuba auditiva, die „Ohrtrompete" oder die *Eustachi'sche Tube*.

Die Ohrtrompete ist ca. 3,5 cm lang und besteht aus einem vorderen knorpeligen Teil (ca. 2,4 cm) und einem im Felsenbein liegenden, knöchernen Teil. Sie verbindet den Nasenrachenraum (NRR) mit dem Mittelohr. Das Tubenostium ist im NRR bei der „Postrhinoskopie" als Tubenwulst zu erkennen. Das Lumen ist spaltförmig und öffnet sich nur beim Schlucken (M. tensor veli palatini [N. V_3] und M. levator veli palatini [N. IX]).

Am Übergang vom knorpeligen Teil zum knöchernen Teil liegt der *Isthmus*. Das Lumen des knöchernen Anteiles ist rund und offen. Die knöcherne Tube liegt im Canalis musculotubarius unter dem M. tensor tympani.

Das mehrreihige Flimmerepithel mit Becherzellen und Schleimdrüsen im knorpeligen Teil, dessen Flimmerstrom zum NRR gerichtet ist, geht im knöchernen Teil allmählich in das flache Epithel der Mittelohrräume über.

Viele Mittelohrprozesse, v. a. Entzündungen, treten erst auf, wenn eine Tubenbelüftungsstörung aufgetreten ist. Liegt eine Behinderung der Tuba Eustachii vor, sind die Mittelohrräume als eine geschlossene Körperhöhle zu betrachten. Dies bedeutet, daß wie in jeder geschlossenen Körperhöhle die Luft resorbiert wird und ein Unterdruck entsteht. Wenn keine Luft mehr durch die Tube in das Mittelohr gelangt, sinkt der Mittelohrdruck um *1 daPa pro Minute* (ab 200 daPa Unterdruck reagiert der Körper mit Schmerzen, Schleimhautschwellung, evtl. Erguß).

Die klinische Bedeutung des Mittelohrtubenkatarrhs wird deutlich, wenn bedacht wird, daß im Frühjahr und Herbst ca. 14% der Kinder im Alter zwischen 1 und 6 Jahren unter Tubenbelüftungsstörungen leiden.

Die Tube ist physiologischerweise geschlossen und wird nur durch Schlucken oder Gähnen geöffnet. Eine Mittelohrpathologie tritt nicht nur bei Behinderung der Luftpassage der Tube auf, sondern auch, wenn die Tube ständig offen ist („offene Tube"). Neben einer leichten Schwerhörigkeit klagen Patienten mit einer offenen Tube über ein Druckgefühl im Ohr und über eine *Autophonie* (die eigene Sprache wird hallig direkt über die Tube gehört). Eine offene Tube ist leicht an den atemsynchronen Schwankungen des Trommelfelles zu erkennen.

Die Tubenfunktion kann mit der Impedanzmessung geprüft werden. Aber auch ohne diese Apparatur kann die Durchgängigkeit der Tube untersucht werden: Eine Drucksteigerung im Mittelohr kann ohrmikroskopisch an der Vorwölbung des Trommelfelles erkannt werden. Für den Anfänger sicherer ist aber die Kontrolle mit einem *Hörschlauch*. Eine schnelle Trommelfellbewegung führt zu einem deutlich wahrnehmbaren Knackgeräusch, das über den Hörschlauch gehört wird.

- *Valsalva-Versuch:* Dieser Versuch ist jedem bekannt, der im Lift oder bei einer Bergfahrt mit dem Auto Luft in die Ohren bläst: die Nase wird zugehalten und Luft in die Nase geblasen, bis es in den Ohren knackt.
- *Toynbee-Versuch:* Bei verschlossener Nase entsteht während des Schluckens in der Paukenhöhle ein Unterdruck: das Trommelfell zieht sich ein. Das Schlucken kann durch einen Schluck Wasser provoziert werden.
- *Politzer-Versuch (Luftdusche):* Mit dem Politzerballon wird Luft in ein Nasenloch geblasen, während das andere Nasenloch zugehalten wird. Wird nun gleichzeitig der Nasenrachenraum vom Rachen durch das weiche Gaumensegel abgeschlossen, gelangt die in die Na-

se gepreßte Luft durch die Tuben in die Mittelohren beiderseits. Ein Abschluß des weichen Gaumens kann durch Artikulation des Konsonanten „K" erreicht werden. (Der Patient wird aufgefordert „Tante Klara" oder „Coca-Cola" zu sagen.)

Während Valsalva und Toynbee noch „physiologische" Versuche darstellen, kann es bei unkontrollierter Luftdrucksteigerung im Nasenrachenraum mit dem Ballon durchaus zu Verletzungen kommen. Auch bei einer Rhinitis sollte die Tubenfunktion nur unter sehr strenger Indikation geprüft werden, da hierbei die Gefahr der Keimverschleppung in die Mittelohren besteht.

2.7 Gleichgewichtsprüfung

2.7.1 Anatomie

Von der Macula utriculi et sacculi und von den Bogengangsampullen ziehen die Fasern zum Ganglion vestibulare → Nuclei vestibulares Schwalbe, Bechterew, Deiters und Roller am Boden der Rautengrube. Von dort gibt es Verbindungen zu:
- → Augenmuskelkernen (Nystagmus)
- → Formatio reticularis (vegetative Zentren)
- → Kleinhirn und Kleinhirnrinde
- → Nucleus dentatus (Kleinhirn) → Nucleus ruber → laterale Thalamuskerne → Körperfühlsphäre
- → vestibulospinale Bahnen.

2.7.2 Anamnese

Für die Gleichgewichtsstörung und den subjektiven Schwindel gilt in besonderem Maße, daß erst eine unvoreingenommene, exakte Anamnese zur Diagnose führt (Tabelle 2.2).

> Bei der *Schwindelanamnese* müssen drei Komplexe abgeklärt werden:
> - Subjektive Empfindung (= Schwindelqualität),
> - zeitlicher Schwindelablauf und
> - Provokation (= auslösende Ursache).

1. Schwindelqualität

Drehschwindel	peripher-vestibuläre Störung
Lateropulsion	
Lift- und Fallgefühl	
Schwankschwindel	peripher- oder zentral-vestibuläre Störung
Taumeligkeitsgefühl	
Trunkenheitsgefühl	zentral-vestibuläre Störung
allgemeine Unsicherheit	
Benommenheit	
plötzliche Benommenheit	nicht vestibulär
Flimmern/Sternchensehen	
Leere im Kopf	
Leere im Magen/Kopf	
Schwäche in den Beinen	
akuter Schweißausbruch	
Atemnot	
schneller Herzschlag	
Kollaps ohne Bewußtlosigkeit	
Verschwommensehen	

2. Zeitlicher Schwindelablauf

Sekundendauer	Lagerungsschwindel, Synkope, drop attacks
Minuten bis maximal 24 Std.	Menière'sche Krankheit
Minuten bis Tage, wechselnde Intensität	nach Schädelhirntrauma, zerebrale Mikroangiopathie
Dauerschwindel:	
a. über Monate abklingend	akuter Labyrinthausfall (z.B. Neuronopathia vestibularis, Zoster oticus, Otobasisfraktur)
b. über Wochen – Monate schwankend	hirnorganisches Syndrom, Commotio cerebri

Tabelle 2.2. Schwindel

3. Provokation des Schwindels	
plötzliches Aufrichten	*Orthostaseschwindel*
Umlagern im Bett	*Paroxysmaler Lagerungsschwindel*
Kopfseitenlage, Lagenystagmus	*richtungskonstant: peripher-vestibuläre Störung;*
	richtungswechselnd: zentral-vestibulär
Kopfschütteln	*peripher-vestibulär*
plötzliche Kopfbewegung	*Halswirbelsäulenstörung, peripher-vestibulär*
körperliche Anstrengung	
a. Verstärkung des Schwindels	*Herz-, Lungen-Insuffizienz*
b. Verminderung	*psychogene Komponente*
gezielte Bewegung (Zielmotorik)	*zerebelläre Prozesse*

Tabelle 2.2. Schwindel (Fortsetzung)

Da die subjektiven Empfindungen der Schwindelerscheinungen häufig sehr diffus sind, sind sie besonders von Laien oft kaum in Worte zu fassen. Es wird dem Arzt gesagt, „Mir ist immer schwindelig". Auch dürfen dem Patienten nicht „Schwindelformen" als Beispiel genannt werden, auf die dann oft die Antwort „ja" kommt. Bewährt hat sich bei der Anamnese die Frage nach dem *ersten* und nach dem *letzten Auftreten* des Schwindels. Da der „letzte Schwindel" zeitlich nur kurz zurückliegt, können von ihm ausreichend genaue Angaben erhalten werden. Es muß auch berücksichtigt werden, daß eine Schwindelqualität sich ändern kann; so beginnt häufig ein Gleichgewichtsausfall mit massivem Drehschwindel, der nach einigen Wochen in ein „Taumeligkeitsgefühl" übergeht.

2.7.3 Untersuchung

Die Fahndung nach objektiven Symptomen einer Gleichgewichtsstörung ist anschließend von eminenter Wichtigkeit, da nur durch diese Befunde ein vorschnell diagnostizierter „psychogener" Schwindel ausgeschlossen werden kann. Insbesondere sollte, wenn ein Patient einen bestimmten *Auslösungsmechanismus* für einen Schwindelanfall angibt, dieser Mechanismus nachvollzogen werden. Es darf nicht vorkommen, daß ein Patient 1 Jahr lang über einen Schwindel bei einer Rechtslage im Bett klagt und dieser Patient von verschiedenen Ärzten vielfach wegen des Schwindels untersucht wurde, ohne daß auch nur ein einziges Mal die angegebene Provokation des Schwindels auf dem Lagetisch nachvollzogen wurde.

Die Untersuchung des Gleichgewichtssystemes gliedert sich in vier Abschnitte:
- Prüfung auf Spontannystagmus,
- Prüfung des Provokationsnystagmus,
- Prüfung der vestibulospinalen Reflexe,
- experimentelle Prüfung des vestibulären und optokinetischen Systems.

Spontan-Nystagmus (mit und ohne Frenzelbrille)

Das periphere Vestibularorgan gibt ständig Impulse (Ruheaktivität) über den N. vestibularis an die Vestibulariskerngebiete ab. Zwischen rechtem und linkem Labyrinth besteht ein „Tonusgleichgewicht". Die Labyrinthe haben eine direkte Verbindung zu den kontralateralen Augenmuskelkernen. Wird in einem Labyrinth der Tonus gesteigert, kommt es zu einem „Ungleichgewicht". Eine solche Tonussteigerung führt über die kontralateralen Augenmuskelkerngebiete zu einer Abweichung der Augen zur Seite des Augenmuskelkerngebietes. Die *langsame* Nystagmusphase wird provoziert (Abb. 2.31). Dieser Vorgang läuft also in der Mittelhirn-Stammhirn-Ebene ab. Auf höherer Ebene läuft die *schnelle* Rückstellphase des Nystagmus ab. Die langsame Nystagmusphase ist Ausdruck des vestibulären Tonus, die schnelle Nystagmusphase ist lediglich eine Rückstellung zur Mittelposition. Dennoch wird ein Nystagmus nach seiner schnellen Phase bezeichnet.

Ist zum Beispiel der vestibuläre Tonus rechts höher als links, geht die langsame Nystagmusphase nach links, es resultiert ein Nystagmus nach rechts. Eine solche einseitige Tonuserhöhung resultiert einerseits aus einer Reizung der gleichen Seite oder aus einer Tonusminderung der Gegenseite (entscheidend ist der Rechts-Links-Vergleich!).

 Ein Ausfallnystagmus schlägt zur gesunden Seite, ein Reiznystagmus schlägt zur kranken Seite.

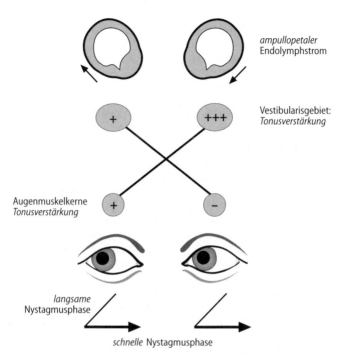

Abb. 2.31 Steuerung der Augenbewegung durch den vestibulären Tonus

Die Untersuchung des Spontannystagmus zerfällt in zwei Teile

Untersuchung auf Spontannystagmus bzw. Blickrichtungsnystagmus ohne Frenzelbrille. Ein Blickrichtungsnystagmus darf *nie* unter der Frenzelbrille untersucht werden, da unter der Frenzelbrille das Ausmaß der Blickrichtung nicht eingeschätzt werden kann und ein physiologischer Endstellnystagmus fehlinterpretiert werden könnte.

Der Patient wird aufgefordert, auf einen in ca. 50 cm Entfernung in Augenhöhe gehaltenen Finger zu schauen. Anschließend wird der Finger um ca. 30° nach rechts, links, oben und unten bewegt. Der Patient soll mit den Augen, nicht mit dem Kopf dem Finger folgen. Beobachtet wird so ein Nystagmus bei Blick geradeaus, nach rechts, nach links, nach oben und nach unten und in das Schema von Frenzel (Abb. 2.32) eingetragen.

nach oben
nach rechts
Blick geradeaus
nach links
nach unten

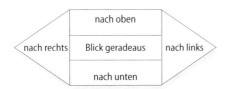

Abb. 2.32 Schema des Blickrichtungsnystagmus (nach Frenzel, 1955)

Ein vestibulärer Nystagmus wird durch Blickwendung zur schnellen Nystagmusphase verstärkt.

Er kann ***richtungsbestimmt*** sein, d. h. er schlägt bei allen Blickrichtungen immer in die gleiche Richtung: dies findet sich meist bei einer peripheren Vestibularisstörung.

Der Blickrichtungsnystagmus kann ***richtungswechselnd*** sein: dieser findet sich bei einer zentralen Gleichgewichtsstörung.

Frequenz und Intensität des Nystagmus werden durch unterschiedliche Pfeile dokumentiert (Abb. 2.33).

Prüfung des Spontannystagmus mit Frenzelbrille. Anschließend wird der Spontannystagmus im abgedunkelten Raum unter der ***Leuchtbrille nach Frenzel*** beobachtet. Die Brille verhindert durch Gläser von 15 Dioptrien eine Fixation, die den Nystagmus hemmen könnte, und erleichtert durch die Vergrößerung und Beleuchtung der Au-

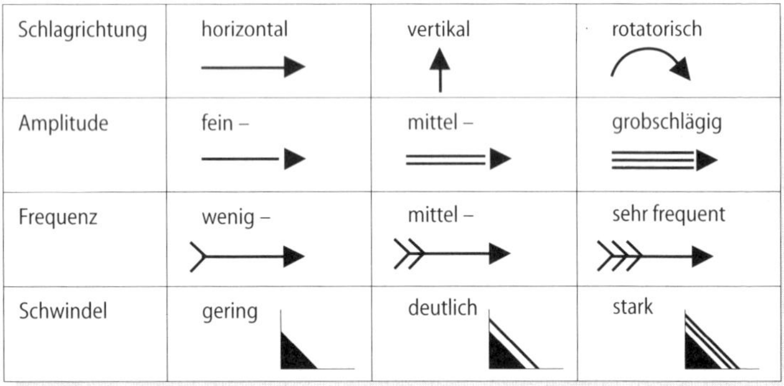

Schlagrichtung
horizontal
vertikal
rotatorisch
Amplitude
fein –
mittel –
grobschlägig
Frequenz
wenig –
mittel –
sehr frequent
Schwindel
gering
deutlich
stark

Abb. 2.33 Um die Frequenz und die Amplitude des Nystagmus in einem Befundbericht wiederzugeben, werden folgende Zeichen benutzt. (Die Nystagmusrichtung wird wie bei dem Frenzel-Schema (1955) in Abb. 2.32 eingezeichnet.)

gen die Nystagmusuntersuchung. (Für den täglichen Praxisbedarf ist die Untersuchung mit der Frenzelbrille aureichend.)

Elektronystagmographie (ENG). Die Elektronystagmographie ermöglicht die Aufzeichnung eines Nystagmus. Sie eignet sich für Verlaufskontrollen und bietet die Möglichkeit der objektiven Dokumentation. Sie erlaubt aber auch leichter eine Differenzierung zwischen zentralen und peripheren Schwindelbeschwerden und läßt Kompensationsvorgänge besser erfassen. V. a. kann ein Nystagmus bei geschlossenen Augen registriert werden. Dies ist deshalb von Bedeutung, weil der periphere Nystagmus unter Ausschluß einer optischen Fixation, d. h. nach Lidschluß, am ausgeprägtesten ist.

Durch Fixation wird ein vestibulärer Nystagmus gehemmt.

Prinzip: Das Auge entspricht einem elektrischen Dipol (Abb. 2.34). Zwischen der elektropositiven Cornea und der elektronegativen Retina besteht ein Potentialgefälle. Jede Augenbewegung führt zu einer Spannungsänderung an den Ableitpunkten, die bitemporal oder über und unter dem Augapfel angeklebt werden.

Untersuchung des Provokationsnystagmus (6 Formen)

Der Provokationsnystagmus ist ein vestibulär bedingter Nystagmus, der durch Körperlage- oder Kopfstellungsänderungen ausgelöst wird. Auch er ist immer ein pathologisches Symptom (Abb. 2.35).

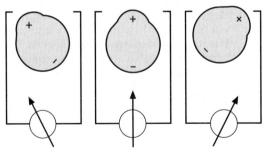

Abb. 2.34 Das Auge als Dipol

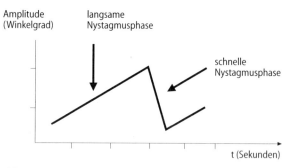

Abb. 2.35 Schema eines elektronystagmographisch aufgezeichneten Nystagmus nach links (schnelle Phase nach unten)

Kopfschüttelnystagmus. Der entspannt gehaltene Kopf des Patienten wird vom Untersucher mindestens 10 mal geschüttelt. Bei nicht eindeutigem Befund wird die Untersuchung wiederholt.

Lagerungsnystagmus. Der auf dem Untersuchungstisch *sitzende* Patient wird abrupt mit nach rechts und nach links gedrehtem Kopf auf den Rücken gelegt. Ein *Lagerungsnystagmus* tritt nach wenigen Sekunden über 20 bis *maximal* 60 Sekunden auf. Es handelt sich um einen rotatorischen, nach unten schlagenden Nystagmus. Dieser Nystagmus ist pathognomonisch für einen recht häufig zu beobachtenden „benignen paroxysmalen Lagerungsschwindel".

Lagenystagmus. Dieser ist nicht zu verwechseln mit dem *Lagerungs*nystagmus. Auf dem Lagetisch wird der Patient in Rückenlage, in Rechts- und in Links-Lage untersucht. Nach Einnehmen der entsprechenden Lage kann ein *Lagenystagmus* auftreten, der weniger heftig als der Lagerungsnystagmus ausfällt und *länger* als 60 Sekunden anhält. Meist besteht kein begleitendes Schwindelgefühl.

Wir unterscheiden auch hier, wie beim Blickrichtungsnystagmus einen *richtungsbestimmten Lagenystagmus („Nylen II")* als Ausdruck einer peripheren Vestibularisschädigung und einen *richtungswechselnden Lagenystagmus („Nylen I")*, der häufig Symptom einer zentralen Gleichgewichtsstörung ist.

Zervikalnystagmus. Der Zervikalnystagmus wird untersucht, indem der Kopf des Patienten mit beiden Händen festgehalten wird und gleichzeitig der Untersuchungsstuhl soweit wie möglich nach rechts und nach links gedreht wird. Durch die Fixierung des Kopfes wird eine Reizung der peripheren Labyrinthe verhindert, eine Drehung des Untersuchungsstuhles bewirkt nur eine Bewegung im Bereich der Halswirbelsäule. Der *propriozeptive* Zervikalnystagmus schlägt in der Regel der Drehrichtung des Untersuchungsstuhles entgegengesetzt.

De Kleijn'sche Probe. Durch Kopfrückneigung und gleichzeitige Seitwärtsdrehung wird die *A. vertebralis der Gegenseite* in Höhe der Atlasschlinge fast vollständig komprimiert. Ist eine Arterie obliteriert, kann durch Kompression der gesunden Seite mit einer Latenz von bis zu 3 Minuten eine Schwindelsymptomatik, verbunden mit einem *vaskulären Zervikalnystagmus* provoziert werden.

Prüfung des Fistelsymptoms. Besteht ein randständiger Trommelfelldefekt, ist oft eine gleichzeitige Arrosion des knöchernen horizontalen Bogenganges vorhanden. Der Perilymphraum ist dann nur noch durch eine bindegewebige Narbe bedeckt. Wird nun mit einem Politzerballon ein Überdruck im Gehörgang erzeugt, überträgt sich die Druckwelle auf den horizontalen Bogengang, eine *ampullopetale* Endolymphströmung wird provoziert und ein Nystagmus zur *gleichen* Seite tritt auf. Bei Unterdruck im Gehörgang ist ein Nystagmus zur anderen Seite erkennbar. Bei positivem Fistelsymptom muß umgehend eine operative Sanierung des Ohrs durchgeführt werden, um eine Ausbreitung einer Infektion zu einer „diffusen Labyrinthitis" zu verhindern.

> Ein Spontannystagmus oder ein Provokationsnystagmus, der mit bloßem Auge oder mit der Frenzelbrille beobachtet werden kann, ist immer von pathognomonischer Bedeutung.

Vestibulospinale Reaktionen weichen bei peripheren Labyrinthstörungen ab

Bei einer peripheren Labyrinthstörung weisen die vestibulospinalen Reaktionen eine Abweichtendenz immer *in Richtung der langsamen Nystagmusphase* auf (daher sollte die Untersuchung der vestibulospinalen Reaktionen immer erst nach Untersuchung auf Spontan- und Provokationsnystagmus erfolgen). Vestibulospinale Reaktionen sind erst zu erkennen, wenn die optische Kontrolle ausgeschaltet ist. Es genügt aber nicht, nur die Augen schließen zu lassen, da in den ersten 10-15 Sekunden das optische Nachbild noch eine ausreichende Körperkontrolle zuläßt. Die vestibulospinalen Reaktionen müssen ca. 30 Sekunden lang untersucht werden!

- *Romberg Versuch:* Freies Stehen mit geschlossenen Augen, Füße parallel, Arme horizontal ausgestreckt oder vor dem Thorax verschränkt.
- *Unterberger'scher Tretversuch:* Mit geschlossenen Augen auf der Stelle treten. Es ist darauf zu achten, daß die Füße ausreichend gehoben werden. Abweichungen sind erst über 45° pathologisch.
- *Blind- und Strichgang:* Gehen auf einer vorgegebenen Geraden mit geschlossenen Augen. Oft ist die Wegstrecke zu kurz, um eine sichere Abweichtendenz erkennen zu können: in diesen Fällen muß der Patient *ohne zwischendurch die Augen zu öffnen* denselben Weg rückwärts gehen und anschließend wieder vorwärts („marche en étoile" oder „Sternengang").
- *Barany'scher Zeigeversuch:* Der Patient sitzt mit geschlossenen Augen vor dem Untersucher und hebt die ausgestreckten Arme bis in Höhe der gehobenen Hände des Untersuchers (bei starken Schwindelbeschwerden ist nur eine solche Untersuchung möglich, da bei den oben beschriebenen Untersuchungen der Patient evtl. schon fallen kann). Wenn gleichzeitig die Untersuchung mit Kopfdrehung nach rechts oder links vorgenommen wird, ist auch der Einfluß der Halswirbelsäule erkennbar (Hautant'sche Probe).

Die vestibulospinalen Reaktionen müssen 30 Sekunden lang mit geschlossenen Augen untersucht werden.

Der experimentelle Nystagmus ist physiologisch

Im Gegensatz zum Spontan- und Provokationsnystagmus ist der experimentelle Nystagmus physiologisch. Hierzu gehören der rotatorische Nystagmus und der kalorische Nystagmus (auf die galvanische Prüfung wird hier nicht eingegangen, da sie in der Praxis nur selten durchgeführt wird).

- **Rotatorische Prüfung:** Die Rotationsprüfung untersucht das Vestibulum unter physiologischen Bedingungen. Eine eindeutige Seitendifferenzierung ist jedoch kaum möglich. Die rotatorische Prüfung ist aber unverzichtbar, da nur sie eine Aussage über zentrale Kompensationsmechanismen nach einer peripheren Gleichgewichtsstörung zuläßt.

  Der adäquate Reiz für den rotatorischen Nystagmus ist die *Beschleunigung*, nicht eine konstante Bewegung. Während der Beschleunigung schlägt der *perrotatorische Nystagmus in Drehrichtung*.

  Nach dem Stop aus der Drehung tritt ein *postrotatorischer Nystagmus zur Gegenseite* auf.

  Bei der Untersuchung auf einem von Hand gedrehten Drehstuhl wird der Patient in 20 Sekunden 10 mal gedreht und dann abrupt angehalten: Der postrotatorische Nystagmus wird dabei unter der Frenzelbrille beobachtet. Die Nystagmusdauer beträgt ca. 20 bis 40 Sekunden.

- **Kalorische Prüfung:** Steht der horizontale Bogengang senkrecht, läßt sich durch Abkühlung oder Erwärmung des äußeren Bogengangsschenkels eine Cupulaauslenkung provozieren.

  Da beim aufrecht stehenden Menschen der horizontale Bogengang um 30° nach oben zeigt, muß zur Spülung beim sitzenden Patienten der Kopf um weitere 60° nach hinten gekippt werden (für ältere Patienten oft sehr beschwerlich) oder beim liegenden Patienten um 30° angehoben werden, um eine senkrechte Stellung des horizontalen Bogenganges zu erreichen (Abb. 2.36).

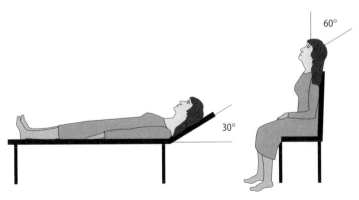

Abb. 2.36 Kalorische Prüfung im Liegen und im Sitzen

Bei der einfachen Untersuchungsmethode nach *Veits*, die in jeder Praxis und auch am Krankenbett durchgeführt werden kann, werden jeweils 10 cm³ Wasser mit 47 und 17°C Temperatur in die Ohren gespült. Die Beobachtung des kalorischen Nystagmus erfolgt unter der Frenzelbrille.

Warmspülung → ampullopetale Endolymphströmung
= Nystagmus zur gleichen Seite;
Kaltspülung → ampullofugale Endolymphströmung
= Nystagmus zur anderen Seite.

Es müssen *immer alle vier Spülungen* durchgeführt werden, da andernfalls ein Spontan-Nystagmus, der nur durch den Reiz aktiviert wird, nicht ausgeschlossen werden kann. Die Spülung wird in der Reihenfolge durchgeführt: warm rechts – warm links – kalt links – kalt rechts.

Eine Spülung darf nur bei intaktem Trommelfell durchgeführt werden, da bei einer Perforation eine Keimverschleppung befürchtet werden muß. Bei einer Trommelfellperforation wird eine „Luftkalorisation" mit warmer und kalter Luft durchgeführt.

3 Nase – Nasennebenhöhlen

3.1 Anatomische und physiologische Vorbemerkungen: Nase

Die Nase galt lange als das Stiefkind der Medizin. Dies ist heute nur noch für die Befundung des Nasenlumens zutreffend. Grund hierfür ist die schwierige funktionelle und topographische Anatomie. Sie ist jedoch leicht zu verstehen, wenn man den Aufbau auf drei geometrische Grundformen reduziert und das Lumen durch eine Horizontale längs des Unterrandes des Cartilago lateralis und der mittleren Muschel unterteilt (Abb. 3.1). Dadurch teilt sich das Nasenlumen in
- eine obere Lumenhälfte = oberes Cavum und
- eine untere Lumenhälfte = Vestibulum + unteres Cavum.

Vestibulum und vorderes Cavum entsprechen der äußerlich sichtbaren Nasenpyramide.

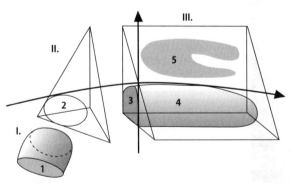

Abb. 3.1 Schematisierte Formelemente des Nasenlumens: *I* Vestibulum = Rohrstutzen; *II* äußere Nase mit vorderem Cavum = Pyramide; *III* hinteres Cavum = Trapez; *1* Naseneingang, *2* Cavumeingang, *3* Kopf der unteren Muschel, *4* Körper der unteren Muschel, *5* mittlere Muschel, *6* obere Muschel

Das Vestibulum

Das Vestibulum ist ein ~ 1,5 cm langer, rundovaler, mit Haut ausgekleideter Rohrstutzen. Seine breite, *laterale* Wand wird vorn vom Crus laterale des Alarknorpels und dorsal vom eigentlichen Nasenflügel gebildet. Das Crus laterale ist lose über dem Unterrand des Cartilago laterale angeheftet, der Nasenflügel ist dorsal nach innen gewölbt und setzt teilweise auf der Weichteilfläche in der Incisura nasalis der Apertura piriformis an. Beide überwölben und verdecken den Cavumeingang.

Der U-förmig gekrümmte Alarknorpel formt die Nasenspitze. Zwischen seinen beiden Schenkeln liegt die etwa 1/2 cm tiefe Nasenspitzentasche.

Die schmale *mediale* Wand des Vestibulums, das Septum mobile (Nasensteg, Columella) verlängert das eigentliche Septum.
Dieser Aufbau bewirkt
- eine hohe Flexibilität der vorderen Nase und v. a. der lateralen Wand,
- einen Knick zwischen Vestibulum- und Cavumachse (Abb. 3.2),
- eine tiefere Lage des Nasenlochs als die des Nasenbodens (Abb. 3.3).

Beides behindert den Einblick in das Cavum mit dem Nasenspekulum.

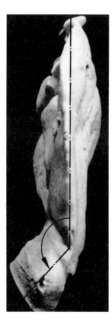

Abb. 3.2 Lumenabdruck rechts von vorn. Knick zwischen Vestibulum- und Cavum-Achse

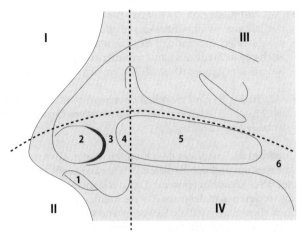

Abb. 3.3 Blick auf die rechte laterale Nasenwand nach Wegnahme des Septums: *1* Naseneingangsregion; *2* Cavumeingangsregion, *3* Isthmusregion vom Isthmusspalt bis zum Kopf der unteren Muschel, *4* Muschelkopfregion, *5* hinteres, unteres Cavum, *6* Nasopharynx. Stark schwarz = Isthmusspalt

Das Cavum

Das Cavum ist ein schmaler, hoher, mehrfach unterteilter Spaltraum zwischen Septum und der kompliziert gebauten lateralen Nasenwand. Er läuft am Nasenrücken spitz zusammen und ist mit Schleimhaut ausgekleidet. Es unterteilt sich durch eine Senkrechte vor dem Kopf der mittleren Muschel und eine Horizontale längs des Unterrandes des Cart. lateralis und der mittleren Muschel in vier Quadranten (I–IV) (Abb. 3.3).

Quadrant I. Entspricht dem vorderen, oberen Cavum: Enger Spalt zwischen Septum und Os nasale, Processus frontale des Os maxillare sowie Cartilago lateralis. Das schräge Dach entspricht dem Nasenrücken.

Quadrant II. Entspricht dem vorderen, unteren Cavum: Die mediale Wand entspricht dem vorderen, unteren Septum. Die laterale Wand wird vorn vom großen Cavumeingang und hinten von einer Weichteilfläche gebildet, die die Incisura nasalis der Apertura ausfüllt. Beide werden von der lateralen Wand des Vestibulums überdeckt. Im vorderen unteren Cavum finden sich drei klinisch wichtige Regionen:
- Die Cavumeingangsregion zwischen Cavumeingang (CE) und vorderem Septum.

- Die Isthmusregion zwischen dem Septum und dem Isthmus. Der Isthmus ist ein schmaler, sichelförmiger Spalt zwischen der cranio-dorsalen Umrandung des CE und dem Septum. Als physiologisch engste Stelle des Lumens bildet er etwa 60-70% des einseitigen Nasenwiderstandes. Deshalb finden sich hier die häufigsten Stenosen.
- Muschelkopfregion zwischen dem Septum und dem Kopf der unteren Muschel, welcher etwas in das vordere Cavum hineinragt (potentielle Engstelle).

Quadrant III. Entspricht dem hinteren oberen Cavum: Raum zwischen dem Septum und der medialen Orbitawand sowie dem oberen Teil der medialen Kieferhöhlenwand. Das horizontale Dach bildet der Boden der vorderen Schädelgrube. Dieser Raum ist durch die senkrecht vom Dach abgehende mediale Siebbeinwand mit oberer und mittlerer Muschel, sowie durch die von der medialen Kieferhöhlenwand abgehende Knochenspange des Proc. uncinatus in mehrere Spalten unterteilt:
- In den medialen oberen Teil der Nasenhaupthöhle mit der Riechregion,
- in den oberen Nasengang für die Mündung der hinteren Siebbeinzellen und die Keilbeinhöhle,
- in den mittleren Nasengang für die Mündungen der vorderen Siebbeinzellen, der Stirnhöhle und der Kieferhöhle.

In seiner Mitte liegt der Hiatus semilunaris. Er ist die obere Öffnung des Infundibulums, ein trichterförmiger Spalt, an dessen Boden sich der Eingang in den Sinus maxillaris – das Ostium maxillare – findet. Das Infundibulum ist ein Sammelbecken für das Sekret der Kieferhöhle, der Stirnhöhle und Teile der vorderen Siebbeinzellen.

Der obere sowie der mittlere Nasengang, das Infundibulum und die in sie mündenden Ausführungsgänge der Nebenhöhlen werden als *osteomeatale Einheit* bezeichnet. Sie dient der Ventilation und der Drainage der Nebenhöhlen und ist nur endoskopisch einzusehen. Sie spielt pathogenetisch eine äußerst wichtige Rolle.

Quadrant IV. Entspricht dem hinteren, unteren Cavum: Die große untere Muschel unterteilt ihn in
- den relativ weiten Raum zwischen Muschelkörper und Septum und
- den unteren Nasengang zwischen der Innenseite der Concha und der medialen Kieferhöhlenwand. Hier mündet der Tränengang.

Diese strukturellen Unterschiede führen zu ***zwei Funktionseinheiten***:

Obere Funktionseinheit. Entspricht der oberen Cavumhälfte. Der vordere Teil (Quadrant I) dient dem Einstrom eines reduzierten Volumens in den mittleren und oberen Nasengang sowie in die Riechregion zur
- Ventilation und Drainage der Nasennebenhöhlen sowie zur
- Ventilation der Riechregion.

Untere Funktionseinheit. Entspricht dem Vestibulum und der unteren Cavumhälfte. Sie dient dem Transport und der Mengenverteilung des Atemstroms, der Widerstandsbildung und seiner Regulation sowie der Reinigung und Klimatisation der Atemluft. Dazu erfolgt:
- In der Cavumeingangsregion eine Stromumlenkung, wodurch das Septum zur Prallfläche für größere Fremdkörper wird.
- In der Isthmusregion (die wie ein Drosselventil wirkt):
  - eine exspiratorische Strombeschleunigung zur Bildung eines Freistrahls für den gesichtsfernen Abtransport CO_2-haltiger Ausatmungsluft und eine inspiratorische Stromverlangsamung zum Ansaugen gesichtsnaher, vorklimatisierter Luft;
  - die Bildung eines hohen in- und exspiratorischen Wechseldruckes als Voraussetzung für die Ventilation der Nebenhöhlen, des Mittelohres und der unteren Luftwege
  - eine schnelle Widerstandsregulierung infolge der Flexibilität der lateralen Wand. Es entsteht eine hohe Effektivität, da der Widerstand umgekehrt proportional zur 4.-5. Potenz des Durchmessers ist.
- In der Muschelkopfregion eine zusätzliche regulative Engstelle,
- im hinteren Cavum eine langsame Widerstandsregulierung durch Veränderung des Gefäßvolumens der Muscheln und eine Drainage in den Nasopharynx sowie
- im Nasopharynx eine Parallelschaltung der rechten und linken Nasenseite, sowie eine Stromumlenkung in den Pharynx.

3.2 Anatomische Vorbemerkungen: Nasennebenhöhlen

Entwicklungsgeschichtlich sind die Nebenhöhlen Ausstülpungen der Nasenschleimhaut in den knöchernen Schädel hinein und bilden so eine physiologische Einheit. Beim Kind sind die Stirnhöhlen erst mit dem 14.-16. Lebensjahr angelegt.
Die Nebenhöhlen (Abb. 3.4) sind starrwandige Hohlräume, die über kleine Ausführungsgänge mit dem oberen und mittleren Nasengang verbunden sind. Dieses komplizierte Gangsystem (osteo-meatale Ein-

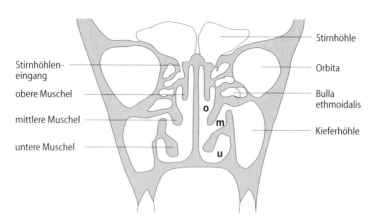

Abb. 3.4 Nasennebenhöhlen in Schädel-a.-p.-Aufsicht. *o* oberer Nasengang, *m* mittlerer Nasengang, *u* unterer Nasengang

heit) bedingt die hohe Störanfälligkeit der Ventilation und Drainage. Die Nebenhöhlen werden nicht wie die übrigen Spalträume durchströmt, sondern bei jedem Atemzug nur teilweise belüftet.

Ungefähr $^2/_3$ der Orbita werden von Nebenhöhlen umrahmt. Die vordere Schädelgrube hat Kontakt mit der Stirnhöhle und dem Siebbein. Diese Nachbarschaftsbeziehungen bedingen die Möglichkeit schwerer entzündlicher orbitaler und zerebraler Komplikationen.

3.3 Anamnese

Bei den folgenden *Leitsymptomen* ist zu unterscheiden, ob sie einzeln oder in Kombination auftreten, ein- oder beidseitig, saisonal oder perennial, mit oder ohne entzündliche Begleitsymptome.

Obstruktion. Eine behinderte Nasenatmung liegt nur dann vor, wenn in Ruhe, zeitweilig oder dauerhaft eine Mundatmung vorhanden ist. Sie kann sein:
- nasaler Art: Lumenverengung (Formfehler auf knöcherner oder knorpeliger Grundlage, Schleimhautschwellungen) oder Lumenverlegung (z. B. Sekret, Fremdkörper, Polyp),
- perinasaler Art: Kiefer- oder Zahnfehlstellung mit gestörtem Mundschluß oder
- extranasaler Art: pulmonale, kardiale oder sonstige Dyspnoe.

Eine *subjektiv* angegebene, behinderte Nasenatmung unterscheidet die *nicht-nasalen* Ursachen nicht. Sie ist daher oft fehlerhaft und abweichend vom meßbaren Nasenwiderstand (Rhinomanometrie).
Klinisch muß unterschieden werden:
- Dauerstenose (ohne Sekretion, meist Formfehler),
- Wechselstenose (z. B. Allergie, Kälte),
- Pseudostenose (nur verstopftes Gefühl, ohne Mundatmung, z. B. Rhinitis sicca).

Sekret.
- *Art*: wässrig, schleimig, eitrig, blutig, fötide;
- *Menge*: wenig, viel;
- *Ursprung*: mittlerer Nasengang (aus den Nebenhöhlen), im ganzen Cavum (Rhinitis);
- *Abfluß*: nach vorn oder in den Nasen-Rachen-Raum.

Irritation. Nies- oder Juckreiz, nasal oder kombiniert mit Augen-, Rachen- oder Hustenreiz.

Trockenheit. Nur ein Trockenheitsgefühl oder echte Krusten und Borken.

Schmerzen. Diffus oder lokalisiert (Stirn, Gesicht, retrobulbär, Schläfe, Hinterkopf); anhaltend, zu-, abnehmend?, morgens, mittags, abends?

Blutung. Nach vorn oder hinten.

Geruchsstörung. Einschränkung oder Verlust des Geruchs mit oder ohne Geschmacksbeeinträchtigung?, Kakosmie? (= subjektiv empfundener übler, von der Umwelt nicht wahrnehmbarer Riecheindruck).

Näseln. *Offen:* Rhinophonia aperta (z. B. Gaumenspalte);
Geschlossen: Rhinophonia clausa posterior (z. B. Rachenmandeln); Rhinophonia clausa anterior (z. B. Schnupfen).

3.4 Untersuchungsgang

Entsprechend dem allgemeinen Grundsatz von außen nach innen zu untersuchen, ergibt sich folgende Reihenfolge der Befunderhebung (Abschnitt 3.4.1-3.4.4).

3.4.1 Allgemeine Symptome

Während des Gesprächs mit dem Patienten ist auf den Sprachklang, normale Nasenatmung, Dyspnoe oder Zyanose zu achten.

3.4.2 Befundung der Umgebung der Nase

In den einzelnen Regionen ist auf folgende Befunde zu achten (Abb. 3.5):
- *Stirnregion*: Vorwölbung (z. B. Mukozele) oder Schwellung und/ oder Rötung (z. B. beginnender Durchbruch) im Bereich der Stirnhöhle?; Einsenkung (z. B. nach Radikaloperation oder Trauma)?; Druckschmerz am Stirnhöhlenboden oder am Nervenaustrittspunkt von V_1 (N. supraorbitalis).

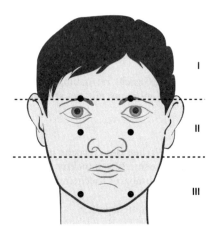

Abb. 3.5 Stirn-, Mittelgesicht- und Mund-Kinn-Region. Nervenaustrittspunkte des N. trigeminus

- *Mittelgesicht*: Operationsnarbe im Augenbrauen-Nasenwinkel (nach Siebbein- oder Stirnhöhlenoperation); Schwellung und/oder Rötung des Unter- und/oder Oberlides, des Augenwinkels (oft beginnende Komplikation), der Conjunctiva oder Wange?; Druckschmerz der Nervenaustrittspunkte V_2 (N. infraorbitalis); bei Trauma tastbare Stufe des unteren Orbitarandes, des Jochbeines?
- *Mund-Kinnbereich*: Sichtbare äußere Veränderungen?; Fehlender Mundschluß z. B. durch zu kurze Oberlippe, bei zu langen Frontzähnen oder durch Gebißfehlstellungen?; Druckschmerz des Nervenaustrittspunktes V_3 (N. mentalis).

3.4.3 Befundung der äußeren Nase

Die lateralen Wände des Vestibulums und des vorderen oberen Cavum entsprechen der äußerlich sichtbaren Nasenpyramide. Sie grenzt sich durch eine Linie vom inneren Augenwinkel bis zur Nasenflügelfurche vom übrigen Gesicht ab.

Erkennbare bzw. tastbare (Abb. 3.6) anatomische Einzelheiten: In der vorderen Hälfte der Nase sind das Os nasale, die Cartilagines laterales, das Crus laterale des Alarknorpels sichtbar; in der hinteren Hälfte der Processus frontalis des Os maxillare sowie der eigentliche Nasenflügel.

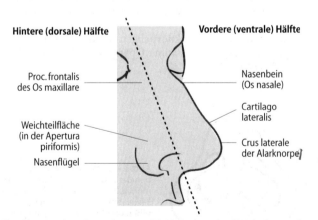

Abb. 3.6 Äußere Nase, tastbare Formelemente. Die Linie trennt in eine vordere und eine hintere Hälfte

- *Inspektion von vorn*: (Rücken, Flanken, Spitze), sichtbare Veränderungen der Haut?; Breit- oder Schiefnase des knöchernen und/oder knorpeligen Gerüsts?; Schwellung entzündlicher oder traumatischer Art?; nicht schmerzhaft als Begleitsymptom eines Tumors?; inspiratorisches Ansaugen der Nasenflügel?
- *Inspektion von der Seite*: Fehler der Profillinie (Höcker-, Sattelnase, hängende Nasenspitze).
- Inspektion der Nasenbasis *ohne* Anheben der Nasenspitze. Sichtbar ist im oberen Bereich das Crus mediale des Alarknorpels. Zu achten ist auf eine verbreiterte oder schiefe Columella, Form und Symmetrie der Nasenlöcher, einen sichtbaren Unterrand des Septums (sog. Subluxatio septi), eine offene oder operierte Lippenkiefergaumenspalte mit Formveränderung der Nasenbasis.
- Inspektion der Basis *mit* Anheben der Nasenspitze (Abb. 3.7): Bei Rechts- oder Linksbewegung der Spitze Abweichung des vorderen Septumrandes?; ballonartige Auftreibung beider Nasenschleimhautblätter nach Trauma (Operation!)?;
- Prüfung auf Crepitatio et Dislocatio nach Trauma.

3.4.4 Befundung des Naseninneren (Rhinoscopia anterior)

Die Rhinoscopia anterior versucht zu klären, ob eines oder mehrere der Leitsymptome hervorgerufen werden durch pathologische Veränderungen:
- der knöchernen oder knorpeligen Wandstrukturen (Formfehler, angeboren, erworben (Trauma, Operation), oder durch Neubildung (z. B. Osteom),

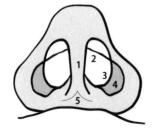

Abb. 3.7 Blick auf die Nasenbasis (nach Anheben der Nasenspitze) *1* Nasensteg = Columella, *2* Unterrand des Cartilago lateralis *3* (zusammen mit *2*) Limen nasi = Grenze zwischen Vestibulum und Cavum, *4* mit Haut ausgekleidete laterale Wand des Vestibulums *5* Spina nasalis anterior (tastbar)

- der Schleimhaut (Schwellung, Hypertrophie, Neubildung, destruktive oder atrophische Prozesse) oder
- des Lumeninhaltes (Sekret, Blut, Fremdkörper).

Klinisch ist es weiterhin wichtig zu wissen:
- Wo diese Veränderungen lokalisiert sind: am Boden, an der lateralen oder medialen Wand des Vestibulums bzw. des Cavums oder im Nasopharynx.
- Woher das eitrige Sekret kommt: aus dem mittleren Nasengang bei Nasennebenhöhlenerkrankungen oder aus dem oberen Nasengang bei Erkrankungen der hinteren Siebbeinzellen und der Keilbeinhöhle.
- Woher eine Blutung kommt: bei Jugendlichen meist aus dem Locus Kiesselbachii im vorderen Septumbereich, bei Älteren überwiegend aus dem hinteren Cavum (Arteriosklerose!).
- Wie hochgradig eine Stenosierung ist (hoch-, mittel-, geringgradig). Zu einer behinderten Nasenatmung führen v. a. Verengungen der freien ***unteren Lumenhälfte***, die enger sind als ein normaler Isthmus nasi.
- Ursächlich sind Lumenverengungen durch Veränderungen der starren Wandstrukturen (Knochen, Knorpel und ihre Schleimhautbekleidung) sowie
- *Lumenverlegungen* durch Sekret, Blut, Fremdkörper, Neubildungen usw.

Technik der Rhinoscopia anterior

Das *Haupthindernis* bei der Inspektion des Nasenlumens ist aus zwei Gründen das *Vestibulum*:
- Sein äußeres Nasenloch ist enger als der Querschnitt des Cavums; es liegt parallel zum Nasenboden und etwa 3/4 cm tiefer als dieser.
- Seine Mittelachse zeigt schräg auf das vordere Septum und nicht in die sagittale Längsachse des Cavums (Abb. 3.2, S. 70).

Das Vestibulum ist kurz. Führt man die Spekulumbranchen zu tief längs der Vestibulumachse ein, stößt man sofort auf das schmerzempfindliche Septum und der Blick in die Längsrichtung des Cavums wäre nicht möglich.
Das Vestibulum nasi muß also mit dem Nasenspekulum angehoben und erweitert werden. Außerdem muß eine Achsenbegradigung erfolgen.

Ein weiteres Hindernis ist das *Cavum*. Es ist ein schmaler hoher Spaltraum (Länge ~ 7-8 cm; Höhe ~ 5 cm; Breite ~ 0,5 cm) und kann daher nicht mit einem Blick, sondern nur *sektorenartig* übersehen werden. Dazu sind drei **Untersuchungspositionen** nötig. Man beginnt grundsätzlich mit der 1. Position.

Position 1 (Blick in das untere Lumen). Nach Einnahme der richtigen Sitzposition, Zentrierung und Fokussierung des Lichtes auf den rechten Naseneingang ist folgende Technik zu befolgen:
- *Kopfstellung:* Der Kopf wird soweit gesenkt, daß der Nasenboden *horizontal* verläuft. So übersieht man beim Spiegeln die untere Cavumhälfte. Für den Anfänger ist es einfacher, zuerst mit der rechten Nasenseite zu beginnen.

Die rechte Hand des Untersuchers liegt auf dem Kopf des Patienten und fixiert oder dirigiert ihn je nach Untersuchungssituation.
- *Haltung des Spekulums:* Das Spekulum wird bei abgespreiztem Daumen in die geöffnete linke Hand gelegt. Die Branchen zeigen nach unten, das Gelenk liegt etwas oberhalb des Grundgelenks des Zeigefingers. Die Hand wird nun mit den letzten 3 Fingern geschlossen und der Daumen auf das Gelenk (!) gelegt. Der Zeigefinger zeigt nach vorn. Die Branchen bleiben noch geschlossen (Abb. 3.8).
- *Einführung in das Vestibulum*: Um das Berühren des Septums zu vermeiden, wird das Spekulum so vor das Nasenloch gebracht, daß seine Branchen parallel zum Nasenrücken und Septum stehen. Damit wird beim Einführen das Berühren des Septums vermieden (Abb. 3.9 links).

Das geschlossene Spekulum wird etwa 1 cm tief in das Vestibulum eingeschoben. Der freie Zeigefinger stützt sich an der *rechten (!)* lateralen Nasenwand des Patienten ab, auch wenn die linke Nase inspiziert wird.

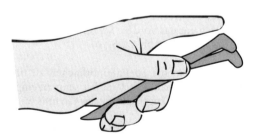

Abb. 3.8 Haltung des Spekulums: In der linken Hand, Daumen auf das Schloß, Zeigefinger ausgestreckt neben der linken Branche

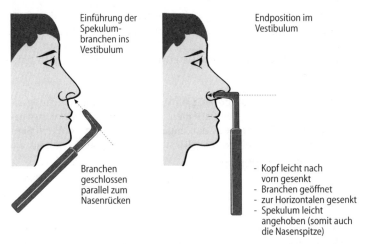

Abb. 3.9 Technik der Rhinoscopia anterior: Links: Einführung des Spekulums ins Vestibulum (Branchen geschlossen); rechts: Endposition im Vestibulum (Position 1), Blick in das untere Lumen

- *Positionieren des Spekulums für den Blick in das Cavum:* Anschließend werden vier Bewegungen gleichzeitig ausgeführt (Abb. 3.9 rechts): Das Spekulum wird leicht bis zu einem fühlbaren Widerstand geöffnet. Dies ist wegen der starken Dehnbarkeit des Nasenflügels nicht schmerzhaft, vorausgesetzt die Branchen stehen parallel zum Septum und das Spekulum ist nicht zu tief eingeführt.
  Aus dem Handgelenk heraus wird das Spekulum so gedreht, daß die noch nach oben in Richtung Nasenrücken zeigenden Branchen in die Horizontale des Nasenbodens gesenkt werden, gleichzeitig wird das Spekulum angehoben und der Kopf etwas gesenkt.
  Durch dieses **synchrone** Öffnen, Drehen und Heben des Spekulums zusammen mit dem Senken des Kopfes wird die Nasenspitze zwangsläufig angehoben. Die Spekulumöffnung liegt in Höhe des Nasenbodens und der Blick von vorn in die untere Cavumhälfte wird frei.
- *Orientierung:* Lateral oben sieht man den scharfen Unterrand der Cartilago lateralis und die nach unten ziehende Haut-Schleimhautgrenze (= Limen nasi). Im unteren Cavum ist der große Kopf der unteren Muschel und medial das vordere Septum sichtbar.

Position 2 (Blick in das mittlere Cavum). Der Kopf des Untersuchers und die Spekulumhaltung bleiben unverändert, lediglich der Kopf des Patienten wird mit der rechten Hand *leicht zurückgebeugt*. Dadurch wird lateral die weiter hinten liegende mittlere Muschel sichtbar. Zwischen ihrem Unterrand und dem Oberrand der unteren Muschel liegt der wichtige mittlere Nasengang. Er ist deutlicher einzusehen, wenn der Kopf des Patienten gleichzeitig etwas nach rechts bzw. nach links gedreht wird.

Position 3 (Blick in das obere Cavum). Bei gleicher Untersuchungssituation wird der Kopf des Patienten weiter *maximal rückwärts* geneigt. Licht und Blick fällt in den engen Spalt zwischen oberem Septum und medialer Siebbeinwand, wo sich die Riechregion befindet, die jedoch selten zu erkennen ist.

Besichtigung des Vestibulums und vorderen Cavums

Die Wände des kurzen Vestibulums können nur durch langsames Herausziehen des Spekulums besichtigt werden. Dies gilt auch für den vordersten Anteil des Septums. Hier findet sich der für das Nasenbluten wichtige Locus Kiesselbachii. Dies ist der einzige Fall, bei dem die Spekulumbranchen während des vorsichtigen Herausziehens (!) auf das Septum gerichtet werden dürfen. Gleichzeitig wird dabei der Kopf des Patienten etwas zur Gegenseite gedreht. Ist die Septumkante sichtbar, wird diese Stellung beibehalten.

Entfernen des Spekulums. Hierbei ist grundsätzlich darauf zu achten, daß die Branchen nicht völlig geschlossen werden, da sonst evtl. Vibrissae (Haare im Vestibulum nasi) mit herausgerissen werden.

3.5 Sonographie (Ultraschalldiagnostik)

Die Ultraschalldiagnostik (A-Mode) wird zur Diagnostik von pathologischen Veränderungen im Bereich der Kieferhöhlen, Siebbeinzellen und Stirnhöhlen eingesetzt. Wegen der fehlenden Strahlenbelastung empfielt sich diese Untersuchung als Routineuntersuchung, v. a. auch bei Schwangeren und Kindern.
Im Echogramm zeigt sich bei lufthaltiger Kieferhöhle nur ein Vorderwandecho (Abb. 3.10a). Ist die Kieferhöhle mit Sekret gefüllt, ist auch ein Hinterwandecho erkennbar (Abb. 3.10b). Die mit Schleimhautschwellung oder Polypen ausgefüllte Kieferhöhle weist Zwischenechos in variabler Höhe auf (Abb. 3.10c).

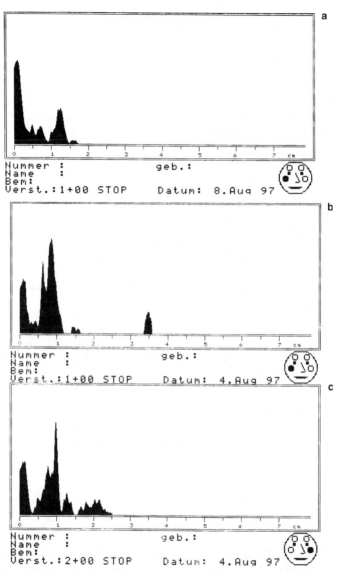

Abb. 3.10 a–c Sonogramm (A-Mode) der Kieferhöhle. **a** Lufthaltige Kieferhöhle, nur das Vorderwandecho ist erkennbar, **b** bei 3,5 cm weist das Hinterwandecho auf Sekret in der Kieferhöhle hin, **c** das Echo bei 1,2-1,5 cm weist auf eine Schleimhautschwellung, das Echo bei 1,6-2,5 cm auf Sekret hin

3.5 Sonographie (Ultraschalldiagnostik)

3.6 Bildgebende Verfahren

3.6.1 Röntgenaufnahme

Bei der Übersichtsaufnahme des Schädels werden die Nasennebenhöhlen durch Teile der Schädelbasis, insbesondere die Felsenbeinpyramiden überlagert. Als erste Übersichtsaufnahme empfiehlt sich daher eine halbaxiale Aufnahme mit *occipito-dentalem Strahlengang* (Abb. 3.11). Gut erkennbar sind bei dieser Aufnahmetechnik Kieferhöhlen und Keilbeinhöhlen, die sich in den geöffneten Mund projizieren. Die Stirnhöhlen sind nur schräg getroffen, so daß die Ausdehnung nicht sicher zu beurteilen ist. Eine Verschattung (Schleim-Eiter-Ansammlung, Schleimhautschwellung) ist jedoch gut erkennbar. Die Siebbeinzellen stellen sich kaum dar, da sie von den Nasenbeinen überlagert sind.

Bei einem regelrechten Befund sind die Nasennebenhöhlen lufthaltig, d. h. sie erscheinen im Röntgenbild dunkel. Schleim, Schleimhautschwellung oder Polypen stellen sich demgegenüber hell dar.

Um die Stirnhöhlen besser beurteilen zu können, wird ein *occipito-frontaler* Strahlengang gewählt. Auch die Siebbeinzellen stellen sich bei dieser Aufnahme gut dar.

Als grobe Orientierung, ob eine Nasennebenhöhle verschattet ist, kann die Helligkeit der Augenhöhle herangezogen werden:
- Sind die Nasennebenhöhlen dunkler als die Augenhöhlen, besteht eine regelrechte Lufthaltigkeit der Nebenhöhlen;
- stellen sich die Nebenhöhlen heller als die Augenhöhlen dar, liegt eine pathologische Verschattung vor.

3.6.2 Computertomographie

Bei hochauflösender frontaler und horizontaler Computertomographie stellen sich gut einzelne verschattete Siebbeinzellen und die Keilbeinhöhle dar. Eine Computertomographie der Nasenebenhöhlen gilt heute als Voraussetzung zur endonasalen Nebenhöhlenchirurgie.

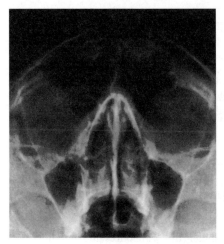

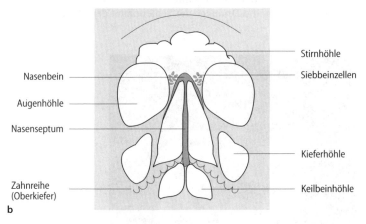

Abb. 3.11 a, b Occipito-dentale Röntgenaufnahmen: **a** Röntgenaufnahme (nach Boenninghaus, 1996), **b** wichtigste Konturen

3.6.3 Kernspintomographie (MRT)

Durch die gute Darstellung der Weichteilstrukturen ist die Kernspintomographie bei der Diagnostik von Nebenhöhlentumoren sowie bei Verdacht auf endokranielle Komplikationen unverzichtbar geworden. Auch können durch die MRT Meningoenzephalozelen von endonasalen Polypen abgegrenzt werden (Abb. 3.12, 3.13).

3.7 Prüfung der Durchgängigkeit der „Nasenluftpassage"

Eine behinderte Nasenatmung verschlechtert
- die Ventilation der Nebenhöhlen, des Mittelohres und der Lunge,
- die Klimatisation der Atemluft und
- die Befeuchtung und Drainage der Schleimhaut der Atemwege.

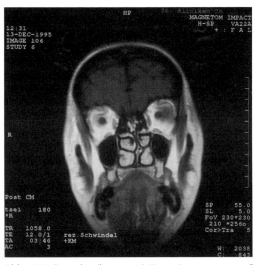

Abb. 3.12 Frontales (koronares) Kernspintomogramm. Gut erkennbar sind von oben nach unten Cerebrum, Schädelbasis, Orbita, Siebbeinzellen, Septum, Nasenmuscheln, Kieferhöhlen, harter Gaumen und Zunge

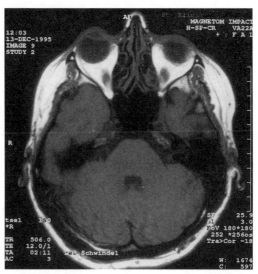

Abb. 3.13 Horizontales (axiales) Kernspintomogramm. Gut erkennbar sind von vorn nach hinten Nasengerüst, Septum, Siebbeinzellen, Orbita, Keilbeinhöhle, Ohrmuschel und Kleinhirnbrückenwinkel

Eine behinderte Nasenatmung liegt vor, wenn in Ruhe oder bei leichter Arbeit (z. B. Treppensteigen, schnelles Gehen) ständig oder zeitweilig eine Mundatmung auftritt.

Cave: Eine Mundatmung kann auch nicht-nasal bedingt sein (z. B. durch Zahnfehlstellung usw.), was dem Patienten meist nicht bewußt ist und daher zu falschen Angaben über die Durchgängigkeit führt.

Wegen der Regelfunktion der Nase ist die Durchgängigkeit unterschiedlich. Der Patient neigt aber dazu, die zu anderen Zeiten schlechtere Durchgängigkeit der momentanen besseren gleichzusetzen.

Orientierende Prüfungen

Beim Säugling erfolgt eine Orientierung über die nasale Durchgängigkeit sehr einfach mit einem Politzerballon, indem man versucht, Luft durch eine Nasenseite zu blasen.

Eine ebenfalls nur orientierende Prüfung stellt der *„Glatzel Spiegel"* dar. Durch die feuchte Atemluft entstehen auf einer unter die Nasenöffnungen gehaltenen, polierten Metallplatte verschieden große Kondensationsflecke. Sie orientieren über Seitendifferenzen und grobquantitativ über die Durchgängigkeit.

Rhinomanometrie

Sie ist die einzige Methode, den Nasenwiderstand über eine ganze Ein- und Ausatemphase hinweg exakt zu quantifizieren und ist deshalb wegen der Unzuverlässigkeit der anamnestischen Angaben und der Ungenauigkeit inspektorischer Schätzungen diagnostisch unentbehrlich.

Diagnostische Zielsetzungen. Es ist Aufgabe der Rhinomanometrie zu helfen, folgende diagnostische Fragen zu klären:
- Besteht eine operative Indikation durch Engstellen oder formbedingte Turbulenzsteigerungen?
- Besteht eine operative Gegenindikation, z. B. durch zu weites Cavum?
- Besteht eine nasale Hyperreaktivität allergischer oder nicht-allergischer Art?
- Besteht eine zu schlechte oder zu gute Schätzung der Durchgängigkeit durch den Patienten?
- Bestehen Durchgängigkeitsänderungen, welche zu quantifizieren sind?

Die *Widerstandsbildung und ihre Regulation* ist Folge der Formbesonderheiten des Nasenlumens. Grob vereinfacht ist das Lumen die Kombination einer Engstelle (Isthmus) mit hohem Widerstand und einem weiten Spaltraum (Cavum) mit geringem Widerstand, beide mit variabler lateraler Wand zur Widerstandsregulierung (Abb. 3.14).

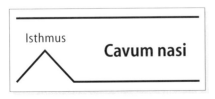

Abb. 3.14 Schematisierung des Nasenlumens: Isthmus und folgendes Cavum

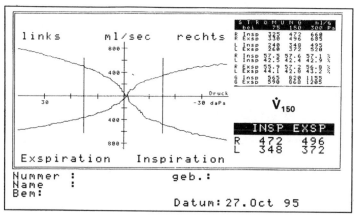

Abb. 3.15 Rhinomanogramm. Normale Atemzange. *Wesentlich:* Flow beidseits (rechts + links = 820 ml/s)

Diese Kombination ist Grundlage des Verständnisses des nasalen Widerstandes. Sie verursacht die typisch gekrümmte S-förmige Widerstandskurve. Wird die linke Seite spiegelbildlich zur rechten dargestellt, ergibt sich eine sog. „Atemzange" (Abb. 3.15). Je weiter sie ist, desto besser ist die nasale Durchgängigkeit.

Messprinzip der Rhinomanometrie

Synchrone Messung des Differenzdruckes ΔP [Pascal] zwischen Naseneingang und Choane sowie des Flows [cm³/s]. Es resultiert eine anfangs schwächer, dann zunehmend stärker gekrümmte Widerstandskurve. Generell gilt: je stärker bei steigendem ΔP die Krümmung, desto stärker die Verluste an Strömungsenergie (= höherer Widerstand), d.h. desto kleiner die Flowzuwächse.

Diese Zusammenhänge führen zu zwei klinischen *Kenngrößen*:
- $\dot{V}_{150}$ = Flowzuwachs zwischen 0 und 150 Pascal. Er ist v.a. von der engsten Stelle abhängig.
- $\Delta \dot{V}\%$ = der prozentuale Flowzuwachs zwischen 150 und 300 Pascal. Er ist abhängig von zusätzlichen Störungen der Laminarität infolge formbedingter Turbulenzen und/oder inspiratorischer Lumenverengungen.

Da bei einer *rein* laminaren Strömung bei Verdopplung von ΔP sich auch der Flow verdoppelt (ergibt graphisch eine Gerade), ermöglicht die Steigerung von 150 auf 300 Pascal eine sehr anschauliche Darstellung der Verluste an Laminarität (Abb. 3.16).

Für $\dot{V}_{150}$ und $\Delta\dot{V}\%$ gelten folgende Normwerte:
- $\dot{V}_{150}$ (beiderseits) 700 cm³/s;
- $\dot{V}_{150}$ (einseitig) 280 cm³/s;
- **Muschelfaktor MF** (= Differenz von $\dot{V}_{150}$ vor und nach Abschwellen) > 150 cm³/s;
- **Seitenquotient SQ** ($\dot{V}_{150}$ der besseren Seite/ $\dot{V}_{150}$ der schlechteren Seite) > 1,5;
- $\Delta\dot{V}\%$ (einseitig) = 35–70%.

3.7.1 Grundregeln der Diagnostik der behinderten Nasenatmung

- Eine angegebene behinderte Nasenatmung ist oft nicht-nasal bedingt. Es ist daher die Hauptaufgabe der Diagnostik, die objektive von der subjektiven Durchgängigkeit (D) zu trennen.
- Diese Trennung ist nur durch den Vergleich von D mit $\dot{V}_{150}$ beiderseits auf Übereinstimmung zu erzielen.

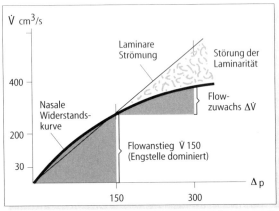

Abb. 3.16 Darstellung der klinischen Kenngrößen $\dot{V}\,150$ und $\Delta\dot{V}\%$

- Besteht Übereinstimmung, d. h. D und $\dot{V}$ beiderseits sind gut, dann liegt eine normale Nasenatmung vor. Sind D und $\dot{V}$ beiderseits schlecht, dann ist eine operative Indikation zu prüfen.
- Besteht *keine* Übereinstimmung, dann ist die Diagnose nur im Kontext von Anamnese, Inspektion und Rhinomanometrie zu klären. Es bestehen zwei Möglichkeiten:
  - D ist besser als $\dot{V}$ beiderseits (< 700 cm³/s), dann ist eine Operation nur bei medizinischer Indikation gegeben (z. B. Schnarchen, rezidivierende Infekte der Luftwege).
  - D ist schlechter als $\dot{V}$ beiderseits (> 700 cm³/s). Es ist eine nasale Hyperreaktivität allergischer oder nicht-allergischer Art oder eine subjektive Fehlschätzung und ihre Ursachen anamnestisch und inspektorisch abzuklären. Eine operative Indikation ist nur gegeben, wenn der Seitenquotient > 1,5 oder $\Delta\dot{V}$ 25%.

Generell klären sich:
- Engstellen durch $\dot{V}_{150}$, d. h. einen geringen Flowanstieg zwischen 0 und 150 Pascal;
- Strömungshindernisse (z. B. Spinae), ein relativ zum Isthmus zu weites Cavum oder Ventilstenosen durch ein $\Delta\dot{V}$ kleiner als 35 bzw. 25%;
- subjektive Fehlschätzungen durch eine Diskrepanz zwischen D und $\dot{V}$ beiderseits.

Schweregrade der behinderten Nasenatmung:
sehr schlecht – schlecht – gut – sehr gut

3.8 Geruchs- und Geschmacksprüfung

Die Bedeutung des Riech- und Geschmackssinnes wird vielfach unterschätzt. Etwa ein Prozent der Bevölkerung leidet unter Störungen des Riechens und Schmeckens. Ein Mensch mit einer „normalen Nase" kann 20-30 Duftqualitäten unterscheiden, ein Parfümeur arbeitet mit 3000 verschiedenen Duftsorten.

Unsere Wahrnehmung der Qualität von Speisen setzt sich zusammen aus dem eigentlichen Geschmack, der nur *süß, salzig, sauer* und *bitter* unterscheidet *und* dem Geruch, mit dem wir feinere Geschmacksqualitäten unterscheiden. Aus diesem Grunde wird auch die Geschmacksprüfung in dem Kapitel „Nase und Geruchsprüfung" abgehandelt.

Der *Geschmack* wird folgendermaßen geprüft:
- Zucker an der Zungenspitze,
- Salz in der Zungenmitte,
- Zitronensaft am Zungenrand,
- Chininlösung am Zungengrund.

Das Riechvermögen ist auf einen ca. 1 cm² großen Schleimhautbezirk im obersten Teil der Nasenhaupthöhle unterhalb der Lamina cribrosa (Regio olfactoria) beschränkt. Die Sinneszellen sind durch marklose Nervenfasern direkt durch die Fila olfactoria mit dem Bulbus nervi olfactorii am Boden der Schädelgrube verbunden. Ätzende Substanzen werden nicht durch den „Geruch", sondern über Schmerzrezeptoren des N. trigeminus wahrgenommen.

Untersucht wird mittels der Schnüffeltechnik, denn nur durch aktives Einatmen gelangen die im Atemstrom enthaltenen Riechsubstanzen mit dem Luftwirbel in die Regio olfactoria. Zur qualitativen Geruchsprüfung verwendet man:
- Reine Riechstoffe wie Vanille, Lavendel, Zimt (wird nicht geschmeckt!);
- Stoffe mit starkem Trigeminusreiz wie Essig, Formalin, Salmiak, Jod;
- Stoffe mit Geschmackskomponenten wie Chloroform (süß), Pyridin (bitter);
- riechenden Geschmack wie Aprikosenaroma, Underberg.

Voraussetzung für eine auswertbare Riechprüfung sind:
- seitengetrennte Prüfung,
- Pausen zwischen den Reizungen,
- gute Belüftung des Untersuchungsraumes.

4 Nasopharynx (Epipharynx)

Bedeutung. Der Säugling ist ein obligater Nasenatmer. Eine Choanalatresie stellt eine lebensbedrohliche Mißbildung dar.
- Beim Kleinkind finden sich im Nasopharynx die adenoiden Vegetationen (im Volksmund fälschlich „Polypen" genannt).
- Beim Erwachsenen muß bei Verlegung des Epipharynx zunächst an einen Tumor gedacht werden. [Die Erstdiagnose erfolgt in der Regel erst nach 7 Monaten, wenn 60% der Tumoren schon Stadium IV erreicht haben und 60% Lymphknotenmetastasen aufweisen. (2,3% aller Tumoren im Kopfbereich; 74% sind epitheliale Tumoren, 16% Adenocarcinome.)]

Typische Symptome des obturierten Epipharynx:
- Behinderte Nasenatmung – Rhinitis:
    Schnarchen,
    Mundatmung.
- Tubenventilationsstörung mit Schwerhörigkeit.

Anatomie. Das Dach des Epipharynx (früher auch als Nasopharynx bezeichnet) wird von einem Teil der Schädelbasis und der unteren Fläche des Keilbeines gebildet; vorn von der Rückseite des weichen Gaumens und der Choane und hinten von der Rachenhinterwand, die den ersten zwei Halswirbelkörpern aufliegt (Abb. 4.1).

Nach unten geht der Epipharynx in Höhe der weichen Gaumenbögen und der Uvula offen in den Mesopharynx über. Seitlich findet sich rechts und links die Tubenöffnung. Diese wird oben und unten durch den Tubenwulst, der vom Tubenknorpel gebildet wird, umschlossen. Zwischen dem Tubenwulst und der hinteren Pharynxwand findet sich die *Rosenmüller'sche Grube*.

Am Rachendach und der hinteren, oberen Pharynxwand ist bei Kindern die Rachenmandel, *Tonsilla pharyngica (adenoide Vegetationen)* sichtbar.

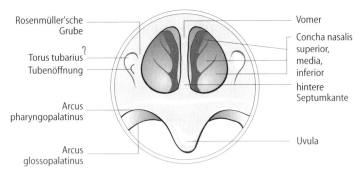

Abb. 4.1 Übersicht über den Epipharynx, wie er mit dem Epipharynxspiegel beobachtet werden kann

4.1 Epipharyngoskopie (Rhinoscopia posterior)

- Im Unterschied zum Larynxspiegel wird ein wesentlich kleinerer Spiegel von ca. 1 cm Durchmesser (Größe K1) benötigt. Die Zunge bleibt im Mund liegen (wird *nicht* herausgestreckt!) und wird mit einem Mundspatel heruntergedrückt (*kein* Zungenläppchen). Der Spiegel wird nach oben gerichtet (Abb. 4.2).
- Die Sitzhaltung entspricht der Stellung bei der Mund-Rachen-Inspektion.
- Der Lichtstrahl wird auf die Uvula gerichtet.
- Bei geöffnetem Mund wird die Zunge mit dem Mundspatel (in der linken Hand!) heruntergedrückt. Der kleine Epipharynxspiegel wird mit nach oben gerichteter Spiegelfläche in der rechten Hand gehalten.

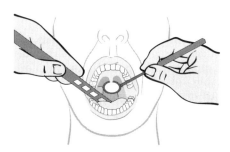

Abb. 4.2 Postrhinoskopie. Halten von Spatel und Spiegel (nach Boenninghaus, 1996)

- Er wird ohne Berührung von Zungengrund und Gaumen rechts oder links von der Uvula *hinter* den hinteren Gaumenbogen geführt. Dies gelingt nur, wenn das weiche Gaumensegel erschlafft ist und die Zunge genügend heruntergedrückt ist. So entsteht ein ausreichend weiter Abstand zwischen Uvula und Zungengrund sowie zwischen Uvula und Rachenhinterwand.
- Das Hauptproblem stellt der ausreichende Abstand zwischen hinterem Gaumenbogen und Rachenhinterwand dar. Normalerweise hebt sich bei Mundatmung das Gaumensegel zum Abschluß des oberen Rachens und drückt sich gegen die Rachenhinterwand. Dies ist ein unbewußter, unwillkürlicher Vorgang. Normalerweise senkt es sich nach kurzem Abwarten. Sollte das Gaumensegel nicht spontan erschlaffen, hat es sich bewährt, ein kurzes hartes „ha" hervorstoßen zu lassen. Nach dieser willkürlichen Anspannung erschlafft meist das Gaumensegel.

Orientierung. Durch die Kleinheit des Spiegels ist ein Gesamtüberblick (wie in Abb. 4.1) nicht zu erreichen. Diesen muß man sich mosaikartig durch Drehen des Spiegels zusammensetzen (Abb. 4.3). Die erste Orientierung stellt hierbei in der Mitte die scharfe Hinterkante des Vomers dar. Beiderseits des Vomers zeigen sich die Choanen mit den hinteren Enden der unteren, mittleren und manchmal der oberen Muscheln. Seitlich hinten ist der kräftig ausgebildete Tubenwulst mit dem Tubenostium deutlich erkennbar.

Bei Kindern mit vergrößerter Rachenmandel wird der Epipharynx zum großen Teil verlegt. Dies erklärt die Verlegung der Nasenatmung und die Tubenventilationsstörung bei solchen Kindern.

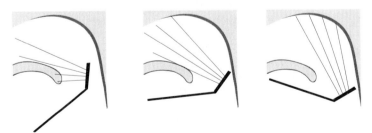

Abb. 4.3 Spiegelstellung bei der Epipharyngoskopie: **links:** Spiegel steil: Velum eingestellt; **Mitte:** Spiegel korrekt: Vomer eingestellt; **rechts:** Spiegel zu flach: Rachendach eingestellt

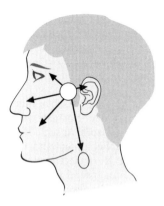

Abb. 4.4 Vom Epipharynx ausgehende Symptome

Die normal große Rachenmandel bildet sich in aller Regel bis zum 10. Lebensjahr völlig zurück. Tumoröse Vergrößerungen im jugendlichen Alter nach dem 10. Lebensjahr an der gleichen Stelle sind sehr verdächtig auf ein Nasenrachenfibrom (kommt nur beim männlichen Geschlecht vor).

Da der Epipharynx am schwierigsten zu spiegeln ist, werden Epipharynxtumoren häufig erst nach Auftreten von Lymphknotenmetastasen diagnostiziert. 60% der diagnostizierten Fälle befinden sich dann im Stadium IV (Tumor über Nasopharynx hinausgehend mit Knochenbefall).

Der Epipharynx stellt eine „stille Region" dar. Erkrankungen sind nur an den Nachbarschaftssymptomen zu erkennen (Abb. 4.4):
- *Nase:* Obstruktion, blutiges Sekret;
- *Ohr:* Tuben-Mittelohrkatarrh mit Hörminderung, Otalgie;
- Schwellung der *nuchalen* Lymphknoten;
- *Auge:* Doppeltsehen, Protrusio;
- *Hirnnerven:* N. VI → Doppeltsehen,
   N. V → Gesichtsschmerz;
- Rhinophonia clausa posterior.

5 Mund, Rachen

Der Rachen wird eingeteilt in den Naso- oder Epipharynx, in den Oro- oder Mesopharynx und in den Hypopharynx (Abb. 5.1). Nur der Oropharynx ist bei geöffnetem Mund direkt und ohne Spiegel oder Winkeloptik einsehbar.

Die *Bedeutung* einer gründlichen und systematischen Untersuchung des Mundes und des Rachens ist in den letzten 5-10 Jahren stark angewachsen, da die Oropharyngealtumoren drastisch zugenommen haben. Sie stellen z. Zt. etwa 35% der Tumoren des Fachgebietes (früher 10-15%). Eine mitentscheidende Rolle spielt das Rauchen und der Alkoholabusus. Leider werden nur zu oft die Spätfälle diagnostiziert, d. h. 4-5 Monate nach Symptombeginn und bei einer Ausdehnung des Tumors von 3-4 cm, entsprechend T_2 (nach der TNM-Klassifikation). Für diese Verzögerung ist häufig der Patient verantwortlich zu machen, nicht selten aber liegt sie auch in einer zu oberflächlichen Untersuchung des Mund-Rachenraums und der Nichtbeachtung anamnestischer Unterschiede zu entzündlich bedingten Schluckbeschwerden (keine Erkältungszeichen, Einseitigkeit, verzögerter oder zunehmender Verlauf) begründet.

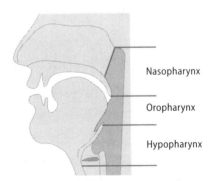

Abb. 5.1 Etageneinteilung des Rachens

5.1 Anatomische und physiologische Vorbemerkungen

- Der Isthmus faucii umfaßt die vorderen und hinteren Gaumenbögen mit den dazwischenliegenden Tonsillen und den Zungengrund.
- Zum *lymphatischen* (Waldeyer'schen) *Rachenring* zählt man die Rachen-, Gaumen- und Zungengrundtonsillen sowie die Seitenstränge, welche zu beiden Seiten des Naso- und Oropharynx senkrecht abwärts ziehen. Die Seitenstränge sind im nicht-entzündeten Zustand kaum zu erkennen.
- Die *Gaumen-Tonsillen* liegen zwischen den vorderen und hinteren Gaumenbögen, wobei der vordere die Tonsille weitgehend verdeckt. Die Tonsille ist ein lymphoepitheliales Organ, dessen aktive Oberfläche durch zahlreiche schlauchartige Krypten auf ungefähr 300 cm^2 vergrößert wird. In den Krypten findet sich Detritus (bestehend aus Zellabschilferungen, Rundzellen, oft auch Bakterien- und Pilzkolonien). Die immunologische Abwehrleistung der Tonsille ist lange unterschätzt worden, was teilweise zu unkritischen Tonsillektomien führte.
- Der *peri-* und *retrotonsilläre Raum* ist durch die Tonsillenkapsel vor Infektionen der Tonsille geschützt. Wird diese Kapsel durchbrochen, kommt es zu Abszessen. Klinisch wichtig ist v. a. der Peritonsillarabszeß.
- Der *Meso-* oder *Oropharynx* erstreckt sich von der Höhe des Gaumensegels abwärts bis zum Oberrand der Epiglottis (Abb. 5.2).

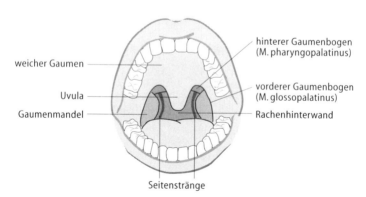

Abb. 5.2 Übersicht der Mundhöhle; die Seitenstränge (laterale Pharynxwand hinter dem hinteren Gaumenbogen) sind nur im entzündeten Zustand (Pharyngitis lateralis) zu erkennen

Der *Mundrachen* dient der Aufnahme und Vorbereitung der Nahrung, dem Schlucken und der Sprachbildung. Die Schleimhaut ist ferner ein immunoblastisches Abwehrorgan auf exogene Reize. Sie weist bei vielen Infektionskrankheiten und anderen Systemerkrankungen typische Veränderungen auf und wird so über ihren eigenen Bereich hinaus ein wichtiges diagnostisches Kriterium.

5.2 Typische Symptome

Das häufigste Symptom sind Schluckbeschwerden. Sie werden oft nicht genügend differenziert und damit wesentliche Hinweise auf ernsthafte Erkrankungen übersehen. Auf die wichtigsten Punkte weist die folgende Tabelle hin (Tabelle 5.1).

Dysphagie Nahrung kann nicht normal geschluckt werden		Funktionelle Dysphagie Speise wird normal geschluckt
Schluckschmerz (Odynophagie)	**Schluckbehinderung**	
Art der Schmerzen: • abhängig vom Essen? • nicht beim Leerschlucken? *Lokalisation:* ein-, beidseitig? • im Bereich der Speisewege? • außerhalb der Speisewege, d. h. ausstrahlend ins Ohr (Trigeminus), Sternumbereich? *Stärke der Schmerzen:* • stechend (z. B. Gräte), erträglich, ohne deutliche Mimik? • stark „so daß darüber hinweggeschluckt werden muß"	*Passagestörung:* Speise geht nicht runter (Stenose, Divertikel); *Schluckstörung:* (Verschlucken)	Fremdkörpergefühl unabhängig vom Schlucken, verschwindet beim Essen: • Globus • Carcinophobie • funktionelle HWS-Störung – hyperfunktionelle Dysphonie

Tabelle 5.1. Schluckbeschwerden

Cave: bei Schluckbeschwerden v. a. Schmerzen
- ohne Begleitsymptome einer Erkältung (Fieber),
- ständig oder verstärkt beim Essen (nicht beim Leerschlucken),
- mit gleichbleibendem oder zunehmendem Verlauf,
- ohne sicheren Mund-Rachenbefund

darf eine Spiegelung von Hypopharynx und Larynx nicht unterbleiben. Gegebenenfalls ist der Ösophagus mit erweiterter Diagnostik zu untersuchen.

Weitere Symptome sind Foetor, Verschleimung, Trockenheitsgefühl, Blutgeschmack, Geschmacksstörungen sowie Schwierigkeiten, den Mund zu öffnen und zu schließen.

5.3 Untersuchungstechnik

5.3.1 Allgemeines

Um wichtige Befunde nicht zu übersehen, ist dreierlei notwendig:
- Ein waches Auge,
- ein sensibler Finger,
- ein stetes Mißtrauen gegen kleinste Veränderungen.

Instrumentarium. 1 bzw. 2 Mundspatel, 1 Gummifingerling.

Handhabung des Mundspatels. Der Spatel wird in die linke Hand genommen und in der hinteren Hälfte wie ein Bleistift gehalten (zwischen Daumen, Zeige- und Mittelfinger). Das hintere Ende des Spatels darf nie in der Handfläche liegen. Dadurch wird vermieden, daß bei einer evtl. Reflexbewegung des Patienten der Spatel blockiert ist und zu einer Verletzung führen kann.

Vermeidung der Abwehrreflexe. Während bei der Inspektion von Ohr und Nase eine *Mitarbeit* des Patienten nicht nötig ist, gehört diese zu den Voraussetzungen einer erfolgreichen Mund-, Rachen- und Kehlkopf-Inspektion, da der Würgereflex des Patienten beherrscht werden muß. Dies erfordert vom Arzt eine „gekonnte" Spatelführung

und eine ruhige aber bestimmte Führung des Patienten. Unsicherheiten werden vom Patienten instinktiv wahrgenommen und führen zu einer erhöhten Reflexbereitschaft.
- Der Untersucher muß den notwendigen Spateldruck gleichmäßig und stetig ausüben, nie abrupt, da es sonst zum Würgereflex kommt.
- Zahnersatz ist grundsätzlich zu entfernen.

Vom Patienten verlangt die Vermeidung des Würgereflexes eine völlig entspannte Muskulatur. Dazu ist
- der Mund nicht maximal zu öffnen,
- bewußt durch den Mund zu atmen,
- die Zunge im Mund zu belassen.

Palpation. Der mit einem Gummifingerling überzogene Zeigefinger fühlt vorsichtig verdächtige Stellen des Mundes und des Zungengrundes nach Verhärtungen und Schmerzempfindlichkeit ab. In der Regel gelingt dies nach vorheriger Information und bei behutsamem Vorgehen ohne Abwehr, sonst bleibt als Ausweg eine leichte Oberflächenanästhesie mit z. B. 1%-igem Xylocainspray.

5.3.2 Der Untersuchungsgang im Einzelnen

Viele Symptome des Mund-Rachens stehen im Zusammenhang mit Infektions- oder Systemerkrankungen. Außerdem ist stets die enge Verbindung mit den Halslymphdrüsen und den großen Speicheldrüsen zu bedenken. Entsprechend muß jede Untersuchung des Mund-Rachens auch folgende Regionen einschließen:
- Die Gesichtsregion, d. h. Auge, Wange, N. facialis, Parotis,
- Unterkiefer, Mundboden, Glandula submandibularis,
- den äußeren Hals, d. h. Lymphknoten,
- die äußere Haut bei Infektionskrankheiten oder Dermatosen,
- die inneren Organe und Gelenke bei entsprechenden Hinweisen.

Die Untersuchung des Mund-Rachens unterteilt sich in die Inspektion
- des perioralen Bereiches,
- des oberen und unteren Mundvorhofs (Vestibulum oris),
- der Zunge: Oberfläche, Unterseite, Rand und Tonsillen-Zungengrund-Winkel,
- des harten und weichen Gaumens, sowie seine Palpation (ohne Palpation ist eine submuköse Gaumenspalte kaum zu erkennen),

- des Isthmus faucii (vorderer und hinterer Gaumenbogen mit den dazwischenliegenden Tonsillen, Uvula, Zungengrund),
- des Mesopharynx.

Gegebenenfalls Palpation verdächtiger Befunde.

Jede Verhärtung oder knotige Veränderung, auch jede wenig schmerzhafte Ulzeration muß palpiert werden, da Malignome am sichersten zu tasten sind.

Inspektion des perioralen Bereichs ohne Spatel

Vor der eigentlichen Untersuchung mit dem Mundspatel ist zu achten auf:
- Veränderten Sprachklang (klossig, nasal) und die Schmerzmimik beim Sprechen und Schlucken;
- fehlenden Mundschluß durch zu kurze Oberlippe, bei zu langen Frontzähnen, Progenie (untere Zahnreihe vor der oberen Zahnreihe), Retrogenie („Überbiß", fliehendes Kinn), sichtbare Zahnfehlstellungen (sehr wichtig bei der Beurteilung von Dyslalie (= Stammelfehler), v. a. bei Sigmatismus!);
- Mundschiefstellung beim Mundspitzen oder Zähnefletschen bei Ausfällen des N. facialis;
- Schwierigkeiten beim Öffnen des Mundes (*Kieferklemme*) durch schwere Entzündungen oder Tumoren im Kiefergelenksbereich. *Kiefersperre* (= Unfähigkeit, den Mund zu schließen), z. B. bei Luxation im Kiefergelenk;
- Veränderungen der Mundwinkel (Rhagaden?) und der Lippen (Farbe, Befeuchtung und Intaktheit der Oberfläche, Schwellungen und tumoröse Veränderungen).

Inspektion des oberen und unteren Mundvorhofes mit dem Spatel

- Der Mund wird leicht geöffnet.
- Der senkrecht gestellte Spatel wird vom rechten Mundwinkel her eingeführt und dabei die Wangenschleimhaut von der Zahnreihe abgehoben.

- Da wichtige Befunde leicht übersehen werden können, hat es sich bewährt, systematisch in Höhe des 3. Molaren zu beginnen und den Spatel langsam nach vorn gleiten zu lassen.
- Dabei wird zur Besichtigung der rechten bzw. linken Seite der Kopf durch die aufgelegte rechte Hand des Untersuchers nach rechts bzw. links gedreht, die obere Lippeninnenfläche nach oben gehoben bzw. die untere nach unten weggezogen.
- Die Lippeninnenflächen können auch sehr gut inspiziert werden, indem die Lippen nahe des Mundwinkels mit jeweils zwei Fingern nach oben bzw. unten gezogen werden.

Befunderhebung. Für die Wangenschleimhaut sind Farbe, Befeuchtung und Intaktheit der Oberfläche wichtige Kriterien (s. Abschnitt 5.4, S. 108).

Ferner ist im oberen Mundvorhof gegenüber dem 2. Molaren die Mündung des Ductus parotideus, die als kleine Schleimhauterhebung mit dunklem Punkt imponiert, zu beurteilen. Sie ist oft nicht einfach zu finden. Eine Hilfe ist dann, wenn bei Blick auf die abgehobene Schleimhaut gleichzeitig mit der freien Hand die Parotis vom Ohr her nach vorn kräftig ausgestrichen wird. Aus der Papille tritt dabei Speichel aus. Er muß nach Menge, Färbung und Konsistenz beurteilt werden.

Pathologisch sind Beläge, fleckförmige Rötungen, Verdickungen und exophytische Veränderungen der Schleimhäute. Bei der Beurteilung der Gingiva werden periapikale Entzündungen der Zahnwurzeln oft übersehen. Sie sind an umschriebenen geröteten Schwellungen erkennbar. Bei Berührung mit dem Spatel wird Schmerz angegeben.

Der Zahnstatus muß grob beurteilt werden. Orientierend muß die Klopfempfindlichkeit kariöser Zähne geprüft werden (hier kann die Ursache für Sinusitis maxillaris, Neuralgien und Drüsenschwellungen verborgen sein).

Inspektion der Zunge

Die Zunge, im Zentrum des Cavum oris gelegen, scheint für den Untersucher wenig Fehlermöglichkeiten zu bieten. Erfahrungsgemäß ist das Gegenteil der Fall, da meist nur die Oberfläche besichtigt wird, der Zungenrand und die Unterseite jedoch übergangen werden.

Zungenoberfläche. Bei ihrer Untersuchung ist darauf zu achten, daß:
- Der Mund nicht maximal weit geöffnet wird, da sich dann in der Regel die Zunge stark wölbt.

- Die Zunge locker im Mund gehalten wird und nicht herausgestreckt wird.
- Der flach gehaltene Mundspatel vom Mundwinkel her schräg bis zur Mitte der Zunge geführt wird und dabei
- die Zunge mit *gleichmäßigem, aber stetem* Druck nach unten gepreßt wird, da es sonst zum Würgereflex kommt. Ist dieser extrem, darf nichts erzwungen werden. Der Spatel muß erneut von der Seite (!) und v. a. bei bewußter Mundatmung eingeführt werden.

Über die Zungenoberfläche verteilt finden sich die *Papillae fungiformes*, eingestreut zwischen den *Papillae filiformes*. Am Zungengrund sind im Sulcus terminalis die *Papillae circumvallatae* (vom Patienten oft als Geschwulst verdächtigt) erkennbar; am Zungenrand finden sich die *Papillae foliatae*. Die normale Zunge hat sehr häufig einen grauweißlichen Belag ohne Krankheitswert.

Pathologische Zungenbilder sind vielfältig, z. B. Lingua plicata, – geographica, – scarlatina, Hunter'sche Glossitis, Lichen ruber, Leukoplakie usw.

Jeder unklare Zungenbefund muß wiederum palpiert werden !!

Zungenunterseite, innerer Mundboden. Zur Besichtigung wird der Patient aufgefordert, die Zungenspitze aufwärts gerollt an den harten Gaumen anzulegen. Dabei wird das Frenulum deutlich gespannt. Ist dieses verkürzt, kann die Inspektion nur durch Anheben der Zungenspitze mit dem Spatel erfolgen.

Am Mundboden unmittelbar neben dem Frenulum zeigen sich, dicht nebeneinander und leicht erhaben, die *Carunculae*. Von hier aus kann der Ductus submandibularis, welcher in der gut sichtbaren Plica sublingualis verläuft, mit einer dünnen Silberknopfsonde sondiert werden.

Pathologische Befunde der Zungenunterseite und des Mundbodens (z. B. Ranula, Speichelsteine, Tumoren usw.) werden nicht selten übersehen, da diese Region fehlerhaft nicht inspiziert wird.

Zungenrand, Tonsillen-Zungengrundwinkel (Problemzone). Zur Untersuchung wird der senkrecht gestellte Spatel zwischen Zahnreihe und Zungenrand eingeschoben und die Zunge mit kräftigem Druck nach medial gedrängt. Mit Würgreiz ist dabei selten zu rechnen. Der Spatel muß dabei soweit zur Tonsille vorgeschoben werden, bis der Tonsillen-Zungengrundwinkel gut übersehbar ist. Er ist eine Prädilektionsstelle für Neoplasien und darf deshalb nicht übergangen werden. Nach dessen Inspektion wird der Spatel langsam zurückgezogen und dabei der Zungenrand sorgfältig inspiziert. So wird vermieden, schmerzhafte Aphthen, kleinere Ulzerationen durch scharfkantige kariöse Zähne oder durch Prothesendruck, aber auch Malignome zu übersehen.

Zungengrund. Der Zungengrund ist durch Herunterdrücken mit dem Spatel selten zu überblicken (Würgereflex). Er ist deshalb beim Larynxspiegeln gezielt einzustellen. Bei nicht sicher unauffälligem Befund muß der Zungengrund palpiert werden.

Funktionsprüfung.
- Anschließend ist die *Beweglichkeit* der Zunge zu überprüfen. Dazu wird der Patient aufgefordert, die Zunge gerade herauszustrecken und nach oben, unten, rechts und links zu bewegen. Bei Hypoglossuslähmungen weicht die Zungenspitze jeweils zur gelähmten Seite ab.
- Prüfung der *Sensibilität* bei Ausfall des N. lingualis und/oder des N. vagus (hinterer Zungengrund). Die Berührung der linken oder rechten Zungenoberfläche mit einem Wattepinsel wird nicht empfunden.
- Zur Prüfung des *Schluckaktes* läßt man Wasser trinken. Kommt es zu einer Aspiration (Verschlucken), die nicht strukturell bedingt ist, liegt evtl. eine isolierte oder kombinierte, periphere oder zentrale Lähmung des N. glossopharyngeus, N. hypoglossus oder N. vagus vor.
- Geschmacksprüfung (s. Abschnitt 3.8, S. 91).

Inspektion des Gaumens

Zu unterscheiden ist der *harte* und der *weiche* Gaumen. Die Inspektion ist nur bei maximal rekliniertem Kopf möglich. Der Bereich direkt hinter der Zahnreihe wird mit dem Spiegel inspiziert. Zu beachten ist, ob der Gaumen unauffällig geformt oder hoch („gotisch") ist. Auf die Palpation darf nie verzichtet werden, da sonst eine submuköse Gaumenspalte übersehen werden kann.

Inspektion des Isthmus faucii (vorderer, hinterer Gaumenbogen, Uvula, Tonsillen, Zungengrund)

Im hinteren Mundbereich kann ein Würgereflex besonders leicht ausgelöst werden. Deshalb sind die eingangs genannten Grundsätze besonders zu beachten.

Zur Inspektion der vorderen und hinteren Gaumenbögen und der Tonsillen kann der Kopf des Patienten leicht nach rechts oder links gedreht werden. Der Mundspatel wird jeweils vom *gegenseitigen* Mundwinkel kommend flach, etwa bis zur Mitte, auf die Zunge gelegt und diese heruntergedrückt. Dieser Druck muß gleichmäßig aber stetig erfolgen, bis Gaumenbögen und Rachenhinterwand ausreichend zu übersehen sind.

Gaumentonsillen. Die Größe und Oberfläche der Tonsille ist sehr unterschiedlich. Bei Kleinkindern ist die Tonsille wegen des Aufbaus der immunologischen Abwehr hypertrophiert. Bis zum 4.-5. Lebensjahr ist eine Vergrößerung daher kein Hinweis auf eine „chronische Tonsillitis". Auch die Oberfläche ist bei Kindern höckriger als bei Erwachsenen.

Im allgemeinen ist die Tonsille, wie ihre Umgebung, rot aussehend. Häufig findet sich eine verstärkte Rötung der vorderen Gaumenbögen, ohne daß eine Entzündung vorliegt.

Die Tonsillen werden nicht nur nach ihrem Aussehen beurteilt, sondern bei chronischen Prozessen auch nach ihrer *Luxierbarkeit* und der *Beschaffenheit ihres Exprimats*.

Dazu wird mit der rechten Hand ein zweiter Spatel, etwa 1 cm distal vom Vorderrand des Gaumenbogens entfernt auf die Schleimhaut aufgesetzt und ein mittelkräftiger Druck ausgeübt. Dadurch wird die Tonsille, wenn sie nicht stärker verwachsen ist, nach medial luxiert. Gleichzeitig wird dabei *Detritus* exprimiert.

Das *Exprimat* kann bröcklig (sog. Pfröpfe), dünnflüssig-gelb und foetid sein. Detritus in den Krypten reicht manchmal bis an die Oberfläche der Tonsille. Das stippchenartige Aussehen der Mandel darf dann nicht mit einer Angina follicularis verwechselt werden. Im Zweifel schützt die fehlende entzündliche Anamnese vor der Fehldiagnose.

Die Region oberhalb des vorderen Gaumenbogens entspricht der Peritonsillarregion. Hier wird die Inzision bei Vorliegen eines Peritonsillarabszesses durchgeführt (Abb. 5.3).

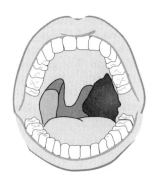

Abb. 5.3 Peritonsillarabszess links

Pathologische Veränderungen der Tonsillenoberfläche sind vielgestaltig:
- Farbe von Belägen:
  - Porzellanweiß,
  - grau-weiß (z. B. Diphtherie),
  - bräunlich.
- Lokalisation:
  - einseitig (z. B. Angina Plaut-Vincent),
  - doppelseitig: bei den meisten Anginen.
- Ausdehnung:
  - Follikulär (= stippchenförmig. Cave Detritus),
  - lakunär: flächig, jedoch nicht zusammenhängend,
  - flächenhaft, die Tonsille teilweise oder ganz überziehend (z. B. Morbus Pfeiffer),
  - übergreifend auf Gaumenbögen und Uvula (typisch bei Diphtherie).
- Art des Belages:
  - rasenartig und abwischbar (z. B. beim Soor),
  - schleierartig (z. B. Lues),
  - fibrinös (z. B. Angina),
  - blutig-tingiert (z. B. Diphtherie).
- Destruierende Prozesse:
  - sie imponieren oft als Belag, da Wundoberflächen der Schleimhaut weißliche Fibrinbeläge bilden (typisches Beispiel: Belag im Wundbett nach einer Tonsillektomie),
  - flache Ulcera, z. B. Aphthen, Herpangina,
  - tiefe Ulcera, d. h. in die Submucosa durchbrechend, z. B. Leukämie, Agranulozytose, zerfallender Tumor.
- Exophytische Neubildungen:
  - sie können ebenfalls oberflächlich weiß erscheinen.

Prüfung der Beweglichkeit des Gaumensegels und der Rachenhinterwand. Bei Lähmungen durch Ausfälle des N. glossopharyngeus, Teilen des N. vagus entsteht eine Rhinophonia aperta und beim Trinken kommt Flüssigkeit aus der Nase.

Ebenfalls bei Lähmungen des N. glossopharyngeus wird die Rachenhinterwand zur gesunden Seite gezogen, wenn der Vokal „a" phoniert wird („signe de rideau").

Inspektion des Mesopharynx

Hier interessieren v. a. die Seitenstränge, welche zu beiden Seiten des Epi- und Oropharynx senkrecht abwärts ziehen. Im nicht-entzündeten Zustand sind sie kaum erkennbar. Zu achten ist hier auf Farbe (akuter Racheninfekt), Befeuchtung (Pharyngitis sicca) und Beläge.

5.4 Pathologische Schleimhautveränderungen der Mund-Rachen-Schleimhaut

Um einen Eindruck von der Vielfalt der Ursachen von Schleimhautveränderungen zu vermitteln, werden nachfolgend einige differentialdiagnostische Hinweise gegeben:

Veränderungen der Gesamtschleimhaut

- *Farbe*: blaß bei Anämie; livid bei Dyspnoe, ikterisch oder rotlackiert bei Lebererkrankungen; Rötung entzündlicher Art.
- *Befeuchtung*: Hypersalivation. Trockenheit durch Fieber, Medikamente (Psychopharmaka usw.), Radiatio, Alter, Diabetes, Schilddrüsenerkrankung, Vitamin-A- oder Fe-Mangel, Speicheldrüsenerkrankungen, z. B. Sjögren-Syndrom (= myoepitheliale Sialadenitis mit Parotitis, Keratokonjunktivitis, Gelenkbeschwerden), Heerfordt-Syndrom (= epitheloidzellige, granulomatöse Sialadenitis mit Tränendrüsen- und Fazialisbeteiligung, blaßrötliche granulierende Schleimhautbezirke).

Umschriebene Schleimhautveränderungen

Sie treten sehr mannigfaltig auf: einzeln, in Gruppen, verteilt, in gleichen oder verschiedenen Stadien, schmerzhaft oder nicht schmerzhaft usw. Grob schematisch sind zwei Unterscheidungen möglich, der rote und der weiße Fleck:
- **„Roter Fleck"** (Erythroplakie, Morbus Bowen): Scharf begrenzt, glatt oder granulierend; Präkanzerose!
- **„Weißer Fleck"**: Weißliche Veränderungen finden sich auf den Tonsillen (s.S. 107), der Wangenschleimhaut, der Rachenhinterwand und der Zunge. Sie sind häufig und treten in den verschiedensten Erscheinungsformen auf, wie die folgende Übersicht zeigt:

Beläge. Veränderungen *auf* der Mucosa. Abwischbar!
Mykosen, z. B. Soor (oft Funktionsminderung der T-Zellen).

Epithelverdickungen. Veränderungen *in* der Mukosa. Nicht abwischbar!
- keiner anderen Krankheitsursache zuordenbar:
  - Leukoplakie (homogen, scharf begrenzt);
  - Leukoplakia verrucosa* (gefleckt, graurötliche Wärzchen);
  - Leukoplakia erosiva* (gefleckt, rötliche Erosionen).

(* Dysplasie = Krebs*vor*stadium = Veränderung des Gewebemusters und der zytologischen Differenzierung. Die Schichtung ist gestört.)

Krebs*früh*stadium = Carcinoma in situ. Schichtung aufgehoben, aber intakte Basalmembran; kein infiltratives Wachstum.

- kombiniert mit anderen Organveränderungen:
  - Koplik'sche Flecken (weißlicher Fleck im Zentrum einer Rötung – Masern);
  - Lichen ruber planus (netzartiges Bild);
  - Lues II (opaleszierende Plaques).

Defekte der Mukosa. Da diese Defekte der Schleimhaut an der Oberfläche weißliche Fibrinbeläge bilden, werden sie leicht als Beläge mißdeutet und ihr Ursprung übersehen, was zu schwerwiegenden Fehlern führen kann.

Aphthen sind entzündliche Erosionen:
- infektiös:
  - Stomatitis herpetica (Coxsackievirus A);
  - Aphthoid Pospischill.

- nicht-infektiös – benigne:
  - habituelle Aphthen.

- nicht-infektiös – maligne:
  - Mb. Behcet = generalisierte Vasculitis (generalisierte Aphthen, Hypopyon, Genitalulcera);
  - Erythema exsudativum multiforme (generalisiertes Bild an Haut und Gelenken).

Blasen:
- Varizellen;
- Herpes zoster (typisch: gleiche Stadien, segmental);
- Erythema exsudativum multiforme;
- Pemphigus.

Oberflächliches Ulcus = Defekt der Submucosa:
- Angina Plaut-Vincent;
- Schleimhauttuberkulose.

Tiefes Ulcus = Defekt, der die Submucosa durchbricht:
- Leukämie;
- Agranulozytose;
- nekrotisierende Malignome.

Exophytische Neubildungen. Sie können verkannt werden, wenn sie, wie oft, weißlich belegt sind.

6 Kehlkopf

Bedeutung. Die Untersuchung des Kehlkopfes ist in der allgemeinen Praxis aus folgenden Gründen von Bedeutung:
- Die Larynxtumoren sind die häufigsten Tumoren des HNO-Gebietes und stellen etwa 45% aller Kopf- und Hals-Tumoren dar. Diese Kehlkopftumoren werden leider häufig viel zu spät diagnostiziert. Dies ist besonders deshalb gravierend, weil Kehlkopftumoren im Stadium 1 operiert, Heilungschancen von weit über 90% besitzen.
- Eine oft lebensbedrohliche Erkrankung im Kindesalter stellt der Pseudokrupp dar.
- Im Rahmen von Erkältungserkrankungen spielt die Laryngitis (Stimmbandentzündung) eine große Rolle.

6.1 Anatomische Vorbemerkungen

Betrachten wir einen Frontalschnitt des Kehlkopfes von dorsal her, so zeigt sich das bekannte Bild einer „Sanduhr" mit drei übereinandergelagerten Räumen:
- der *subglottische* Raum unterhalb der Stimmbänder,
- die ***Glottis*** (Stimmbandebene mit der Rima glottis) und
- der *supraglottische* Raum zwischen dem *Ventriculus laryngis* (zwischen Stimmband und Taschenband), aryepiglottischer Falte und Epiglottis. Der *Recessus piriformis* liegt lateral von den aryepiglottischen Falten (Abb. 6.1).

Diese Einteilung spiegelt auch den funktionellen Aufbau des Kehlkopfes wider: Die Stimmerzeugung mit Hilfe des Kehlkopfes erfolgt nach Art eines Blasinstrumentes. Dabei unterscheidet man einen *Windraum* (entsprechend dem subglottischen Raum), in dem der erforderliche Anblasdruck erzeugt wird, einen *Spalt*, die Rima glottis und einen *Resonanzraum (Ansatzrohr)*, der vom supraglottischen Raum zusammen mit Hypopharynx, Mesopharynx und Mundhöhle sowie Nasopharynx und Nasenhöhle gebildet wird.

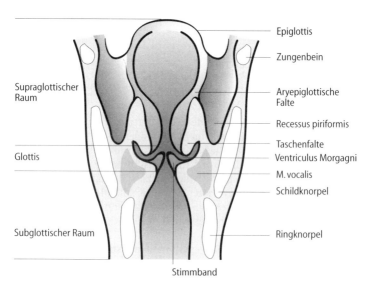

Abb. 6.1 Frontalschnitt des Kehlkopfes: Unterteilung in Supraglottis, Glottis und Subglottis

Das *knorpelige Kehlkopfgerüst* besteht aus der Epiglottis (Kehldeckel), dem Cartilago thyreoides (Schildknorpel), dem Cartilago cricoides (Ringknorpel) und den paarigen Cartilagines arytaenoides (Stellknorpel).

Die Epiglottis wird mit dem Petiolus über der vorderen Stimmbandkommissur mit dem übrigen Kehlkopfgerüst verbunden.

Die hinteren Ränder des Schildknorpels laufen in die oberen und unteren Schildknorpelhörner aus. Die *Cornus superiores* sind durch Ligamente mit dem Zungenbein verbunden. Die *Cornus inferiores* sind mit dem Ringknorpel in den *Articulationes cricothyreoidei* gelenkig verbunden. Diese Gelenke ermöglichen erst eine Verkippung des Schildknorpels gegenüber dem Ringknorpel, wodurch eine „passive" Stimmbandspannung erfolgt (Abb. 6.2).

Ventral sind Schild- und Ringknorpel durch das *Ligamentum cricothyreoideum* (= Lig. conicum, wichtig für die Koniotomie bei Notfällen) verbunden.

Die Aryknorpel sind durch Dreh-Gleit-Gelenke auf der dorsal liegenden Ringknorpelplatte gelenkig mit dem Cricoid verbunden.

Die **Kehlkopfmuskulatur** muß drei Grundfunktionen bewirken, um folgende Kehlkopffunktionen erfüllen zu können:

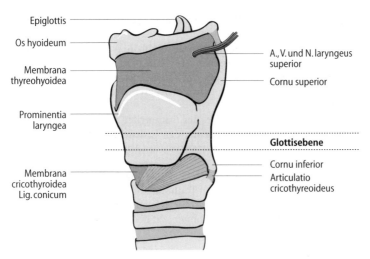

Abb. 6.2 Anatomie des Kehlkopfes von außen

- Stimmritzenöffnung zur Inspiration;
- Stimmritzenschließen zur Phonation, aber auch zum Husten oder um eine Bauchpresse (Fixierung des Brustkorbs durch Anhalten der Luft zum Heben schwerer Lasten oder einfach zum Stuhlgang) zu ermöglichen;
- Stimmlippenspanner zur Modulation von Tonhöhe und Lautstärke des phonierten Tones.

Zur Durchführung dieser Funktionen sind *5 Muskeln* (vier innere und ein äußerer) erforderlich:

Stimmritzenöffner. M. cricoarytaenoideus posterior (Abb. 6.3): Es ist der einzige Glottisöffner. Er zieht von der Ringknorpelplatte zum Processus muscularis (in Abb. 6.3 A) des Aryknorpels. Durch Zug am Proc. muscularis nach dorsal-medial werden die Processus vocales (B) des Aryknorpels nach lateral gedreht, die Stimmbänder geöffnet.

Stimmritzenschließer. Die Stimmbänder bestehen aus zwei anatomisch verschiedenen Strukturen: Die *zwei vorderen Drittel* werden vom Ligamentum vocale gebildet, das hintere Drittel vom Processus vocalis des Aryknorpels. Daraus ist leicht zu ersehen, daß zum kom-

pletten Stimmritzenschluß zwei verschiedene Muskeln eingesetzt werden müssen:
- Der M. cricoarytaenoideus lateralis (Abb. 6.4) zieht den Processus muscularis des Aryknorpels nach ventral-lateral und nähert so die beiden Processus vocales der Aryknorpel. Es wird so die gegenseitige Annäherung der Lig. vocale (= vorderen zwei Drittel der Stimmritze) erreicht.
- Um auch das hintere Drittel der Stimmritze zu schließen, müssen die beiden Aryknorpel aneinander gedrückt werden. Dies wird durch den M. arytaenoideus transversus (Abb. 6.5) bewirkt.

Stimmlippenspanner. Erst durch Veränderung der Stimmlippenspannung kann eine Modulation von Tonhöhe und Lautstärke erfolgen: bei hohen Tönen sind die Stimmbänder gespannt und auch laryngoskopisch deutlich als länger und schmaler zu erkennen als bei der Phona-

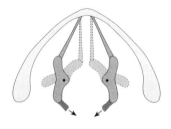

Abb. 6.3 M. cricoarytaenoideus posterior

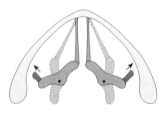

Abb. 6.4 M. cricoarytaenoideus lateralis

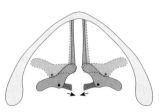

Abb. 6.5 M. arytaenoideus transversus

tion tiefer Töne, wobei dann die Stimmbänder weicher, kürzer und breiter erscheinen. Die Verstärkung der Stimme (lauter werden) ist nur möglich, wenn der Anblasdruck entsprechend gesteigert wird. Dies ist wiederum nur möglich, wenn die Stimmbänder so stark geschlossen werden, daß eine ausreichende Drucksteigerung aufgebaut werden kann. (Diese Zusammenhänge werden jedem klar, der versucht mit geöffneten Stimmbändern, also stimmlos, zu husten.)
Die Stimmlippenspannung erfolgt aktiv und passiv:
- Die *aktive* Stimmlippenspannung erfolgt durch den Stimmbandmuskel, den M. vocalis (= M. thyreoarytaenoideus, Abb. 6.6). Der Muskel zieht von der Innenfläche der vorderen Schildknorpelabschnitte zum Processus vocalis des Aryknorpels und liegt in der Stimmlippe.
- Die *passive* Stimmbandspannung wird unter anderem durch den M. cricothyreoideus bewirkt (Abb. 6.7). Dieser Muskel nähert den vorderen unteren Rand des Schildknorpels dem vorderen oberen Rand des Ringknopels: der Schildknorpel kippt im cricothyreoidalen Gelenk nach vorn unten. Da der Ansatz des M. vocalis am Processus vocalis des Aryknorpels dieser Bewegung nicht folgt, resultiert eine passive Stimmbanddehnung. Dieser Mechanismus erklärt, warum alle am Schildknorpel oder am Ringknorpel ansetzenden extralaryngealen Muskeln (z. B. M. cricopharyngeus, M. sternothyreoideus) die Stimmbandspannung beeinflussen.

Kehlkopfinnervation. Der N. vagus tritt an der Schädelbasis durch das Foramen jugulare aus. In Höhe des Abganges der A. thyreoidea superior aus der Carotis externa zweigt der N. laryngeus superior (cranialis) zur Versorgung des äußeren Kehlkopfmuskels ab.

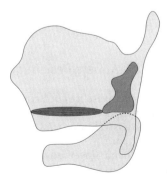

Abb. 6.6 M. thyreoarytaenoideus (M. vocalis)

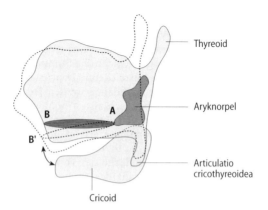

Abb. 6.7 M. cricothyreoideus: die Verkippung zwischen Thyreoid und Cricoid erfolgt im exzentrischen Crico-Thyreoid-Gelenk

Der N. laryngeus inferior (caudalis) = N. recurrens zweigt links in Höhe des Aortenbogens und rechts in Höhe des Abganges des Truncus brachiocephalicus vom Vagus ab. Beide steigen zur inneren Kehlkopfmuskulatur hoch.

Für die Innervation ist von Bedeutung, daß lediglich der M. cricothyreoideus, der sog. „äußere Kehlkopfmuskel" vom N. laryngeus superior innerviert wird. Alle vier „inneren Kehlkopfmuskeln" werden vom N. laryngeus inferior (= N. recurrens) innerviert.

6.2 Kehlkopfinspektion

6.2.1 Äußere Besichtigung und Palpation

Normalerweise ist nur beim Mann der Pomum adamis (Adamsapfel) zu sehen, zu tasten aber ist das Kehlkopfgerüst bei Mann und Frau. Die Kehlkopfstrukturen sind in der Regel auch bei adipösen Patienten gut palpierbar.

Beim Singen oder Sprechen läßt die Betrachtung des Kehlkopfes Hinweise auf ein „verkrampftes" Sprechen oder auf eine falsche

Singtechnik erkennen. (Beim ausgebildeten Sänger ist das Heben und Senken des Kehlkopfes beim Singen hoher oder tiefer Tonlagen im Gegensatz zum Ungeübten kaum zu erkennen.)

6.2.2 Direkte Laryngoskopie

Der Kehlkopf ist nicht ohne weiteres direkt einsehbar, da die Kehlkopfachse vertikal zur Mundachse steht. Die direkte Kehlkopfinspektion ist nur möglich, wenn dieser rechte Winkel durch ein starres Rohr (Autoskopie-Rohr) ausgeglichen wird. Diese Untersuchung ist sehr schmerzhaft, so daß sie nur in guter Lokalanästhesie oder aber in Vollnarkose durchgeführt werden kann. Durch das offene Rohr sind mikrochirurgische Eingriffe möglich.

6.2.3 Indirekte Laryngoskopie

Notwendiges Instrumentarium. Kehlkopfspiegel mit Griff, Spiritusflamme, Zungenläppchen.

Spiegeltechnik.
- Der Kehlkopfspiegel bildet mit dem Griff einen Winkel von 120-125°. V. a. der Anfänger sollte den Spiegel immer in einem Handgriff fixiert haben, damit bei plötzlichem Würgen und Abwehrreaktionen der Spiegel nicht abrutschen kann. Der Handgriff wird *wie ein Bleistift* zwischen Daumen, Zeige- und Mittelfinger gehalten, der Griff darf nie in der Handfläche enden: wenn der Untersuchte eine plötzliche Abwehrbewegung macht, kann so der Spiegel nach hinten geschoben und Verletzungen vermieden werden (Abb. 6.8).
- Der Spiegel (nicht die metallene Rückfläche!) wird an einer nichtrußenden Spiritusflamme erwärmt, damit er nicht durch die Atemluft beschlägt. Anschließend muß am eigenen Handrücken oder an der eigenen Wange geprüft werden, ob die Spiegelrückseite nicht zu heiß ist (Abb. 6.8).
- Sitzhaltung des Patienten: der Patient sitzt aufrecht, mit etwas vorgebeugtem Oberkörper und etwas zurückgeneigtem Kopf vor dem Untersucher. Das Licht wird mit dem Stirnreflektor in den weitgeöffneten Mund auf die Uvula gerichtet; das Licht muß gut fokussiert sein, um eine optimale Helligkeit zu erreichen.

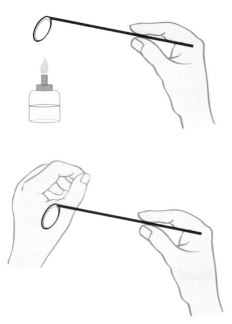

Abb. 6.8 Vorbereitung zum Kehlkopfspiegeln. Beachte Haltung des Spiegelgriffes und die Prüfung auf richtige Temperatur am Handrücken

- Die Zunge soll (im Gegensatz zum Epipharynxspiegeln) soweit wie möglich herausgestreckt werden. Hierdurch wird das Zungenbein und der Kehlkopf etwas gehoben.
- Auf die herausgestreckte Zunge wird ein Gaze-Läppchen gelegt.
- Der Untersucher legt seinen **Mittelfinger der linken Hand** zusammen mit dem überstehenden Läppchen *unter* die Zunge, den **Daumen** *auf* die Zunge und fixiert so die Zunge, ohne diese über die unteren Schneidezähne zu ziehen (Verletzung des Frenulum!). Die Zunge wird also über den Mittelfinger gezogen und *nicht* über den Zeigefinger! (Abb. 6.9).
- Der Zeigefinger hält die Oberlippe nach oben, so daß ein freier Blick in die Mundhöhle auf den Spiegel möglich ist.

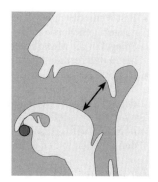

Abb. 6.9 Zum Kehlkopfspiegeln Zunge weit über den Mittelfinger (schwarz) herausziehen

Fixierung der Zunge beim Kehlkopfspiegeln:
- linker Mittelfinger unter die Zunge,
- linker Daumen auf den Zungenrücken,
- linker Zeigefinger hält die Oberlippe nach oben.

- Nun wird der Patient aufgefordert, durch den offenen Mund zu atmen (notfalls kann kurz die Nase zugehalten werden, um eine Mundatmung zu erzwingen). Eine Nasenatmung ist zu vermeiden, da dabei der Zungengrund zum weichen Gaumen wandert und so ein Einblick in den Hypopharynx und Larynx verhindert wird.
- Vermeidung des Würgereflexes: die indirekte Laryngoskopie stellt besonders den Anfänger vor erhebliche Schwierigkeiten. Die eigene Unsicherheit wird auf den Patienten sehr schnell übertragen, so daß sein Würgereflex leichter ausgelöst wird. Häufig kommen aber auch die Patienten schon mit der Meinung, „unbedingt Würgen zu müssen". Mit „überzeugender Souveränität" kommt man aber meist zum Ziel. Nur in selteneren Fällen wird eine Oberflächenanästhesie (z. B. mit Xylocain-Spray) erforderlich sein.
  Ein Würgereflex wird v. a. ausgelöst, wenn der Spiegel den Zungengrund oder die Rachenhinterwand berührt. Bewährt hat sich, daß der zu Untersuchende schon *während* des Einführens des Spiegels „ii" phoniert. Durch diese Phonation wird der Patient von seinem Würgereflex abgelenkt. Darüber hinaus wird durch die Phonation des hohen Tones „ii" die Epiglottis steiler gestellt und der Schildknorpel nach vorn gekippt.

- Erst wenn der Spiegel ausreichend erwärmt, die Zunge korrekt herausgezogen wurde und die Mundatmung sicher gestellt ist, wird der Spiegel in die Mundhöhle eingeführt. Der Stiel des Spiegels wird dabei in den rechten Mundwinkel gedrückt.
- Der Spiegel wird mit der Rückseite parallel entlang dem Gaumendach geführt, *ohne* die Schleimhaut zu berühren. An der Uvula wird der Spiegel gekippt, so daß er einen Winkel von 45° bildet. Die Uvula wird auf dem Spiegel „aufgeladen". (Wenn ein zu kleiner Spiegel genommen wird, rutscht die Uvula am Spiegel vorbei und verhindert den Einblick in den Kehlkopf.)

Zur topographischen Orientierung des Spiegelbildes. Dem Anfänger bereitet das Kehlkopfspiegelbild häufig große Schwierigkeiten. Man muß sich jedoch nur die Anatomie richtig vorstellen: die Epiglottis liegt vorn. Wird die Stimmbandebene eingesehen, ist bei Inspiration die spitz zulaufende Stimmbandkommissur vorn; die Stimmbänder öffnen sich nach dorsal. Die Aryknorpel liegen hinten (Abb. 6.10).

Grundsätzlich ist alles, was vorn liegt, im Spiegel oben zu sehen, was hinten liegt, unten.

Das heißt: Im Spiegel sind die Epiglottis und die vordere Stimmbandkommissur oben und der Aryknorpelbereich unten zu sehen (Abb. 6.11).

Ist der vordere Abschnitt nicht einzusehen, muß der Kehlkopfspiegel aufgerichtet werden; soll der hintere Bereich eingesehen werden, muß der Spiegel stärker geneigt werden. (Je steiler der Spiegel gestellt wird, desto mehr können die vorderen Bezirke eingesehen werden und umgekehrt.)

Was in Natur horizontal liegt, erscheint im Spiegel scheinbar senkrecht. Die Seiten rechts und links sind *nicht* vertauscht.

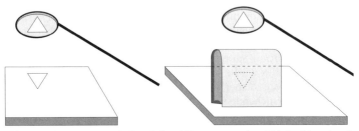

Abb. 6.10 Orientierung mit dem Spiegel. Das waagerechte Bild der Stimmbandebene wird im Spiegel virtuell senkrecht. Die Orientierung ist mit einem Dreieck hinter einem Buch leicht zu üben

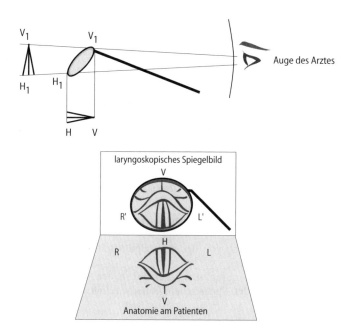

Abb. 6.11 Das laryngoskopische Spiegelbild; H = hinten; H_1 = unten im Spiegel; V = vorn; V_1 = oben im Spiegel; R = rechts; R' = rechts im Spiegel; L = links; L' = links im Spiegel

Normaler Stimmbandbefund. Die Kehlkopfinspektion ist erst dann vollständig, wenn der Kehlkopf vollständig eingesehen werden konnte. Es müssen Farbe, Form und Funktion bei Inspiration und Phonation beurteilt werden.

Bei der Laryngoskopie fallen zunächst die *schneeweißen* Stimmbänder auf, die bei *Inspiration* mit der vorderen Kommissur und den beiden hinten liegenden Aryknorpeln einen dreieckigen Spalt begrenzen. In Inspirationsstellung sind oft durch die Glottis in der dunkleren Luftröhre die etwas helleren Trachealspangen zu erkennen (Abb. 6.12).

Bei *Phonation* sind die Stimmbänder gespannt und liegen wie schmale Bänder unmittelbar nebeneinander. Zwischen den zwei vorderen Dritteln und dem hinteren sind die Spitzen der Procc. vocales als kleine Erhebungen erkennbar. Etwas seitlich und darüber liegen die rötlichen, mit normaler Schleimhaut bedeckten *Taschenbänder*. Begrenzt wird das laryngoskopische Bild vorn von der scharfen

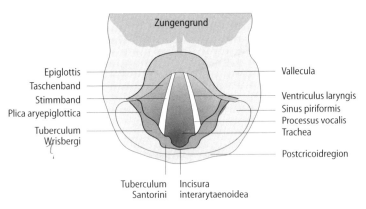

Abb. 6.12 Spiegelbild des normalen Kehlkopfes (Inspiration)

Epiglottiskante, seitlich von der ary-epiglottischen Falte und hinten von den Aryknorpeln.

Ventral von der Epiglottis liegen die Valleculae und der Zungengrund. Lateral von den Plicae aryepiglotticae findet sich der *Sinus piriformis*.

> Die Beschreibung eines Normalbefundes des Kehlkopfes lautet: „Der Kehlkopf stellt sich in Form und Funktion regelrecht dar."

6.3 Pathologische Spiegelbefunde

- *Hypopharynx*: Zungengrundtonsille vergrößert, gerötet; Vallecula: Zyste, Fremdkörper.
- *Epiglottis*: Ω-förmig (häufig bei Kindern, jedoch ohne Krankheitswert);
unauffälliger scharfer Rand oder verdickt bei Entzündung oder Tumor.
- *Plica aryepiglottica*: Stellung der Aryknorpel (bei Stimmbandparese oder Ary-Luxation verkippt);
Tumoren (Prognose sehr ungünstig, da sie zu den „äußeren" Kehlkopf-Tumoren gehören).

- *Kehlkopfinneres*: Entzündung: diffuse Rötung;
  Stimmbandentzündung: gerötet, verdickt;
  Stimmbandödem: glasig, verdickt;
  Stimmbandpolyp, Stimmbandknötchen;
  Tumoren, seltener Zysten, Zelen;
  Funktionsstörung der Stimmbänder bei Respiration und bei Phonation.
- *Sinus piriformis*: Speichelsee: Verdacht aus Ösophagusfremdkörper, Ösophagusdivertikel;
  Tumoren (meist Malignome).

6.4 Leitsymptome des Kehlkopfes

Leitsymptome des Kehlkopfes:
- Luftnot (kein Öffnen der Stimmbänder);
- Verschlucken (kein Schließen der Stimmbänder);
- Stimmstörung: morphologisch, funktionell.

6.4.1 Luftnot: Dyspnoe / Apnoe

Luftnot tritt ein, wenn beide Stimmbänder sich bei der Inspiration nicht öffnen. Es tritt ein *inspiratorischer Stridor* im Gegensatz zum exspiratorischen Stridor bei tiefer gelegenen Stenosen auf.

Generell gilt, je weiter der Restspalt ist, umso geringer ist die Atemnot, aber umso schwächer ist die Stimme und umso größer die Gefahr des Verschluckens.

Diagnostisch wurde früher zwischen Median-, Paramedian- und Intermediärstellung unterschieden. Bei der sog. Kadaverstellung besteht eine Exkavation der Stimmlippe bei nach vorn gekipptem Stellknorpel (Abb. 6.13). Es hat sich jedoch als aussagekräftiger erwiesen, zu unterscheiden zwischen

- beweglich und unbeweglich, sowie beim unbeweglichen Stimmband zwischen Stillstand in Median- bzw. in Abduktionsstellung,
- gespannt und schlaff,
- einseitig und beidseitig.

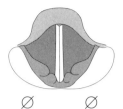 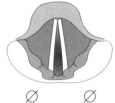 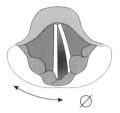

Abb. 6.13 Stimmbandstellungen bei Stimmbandparesen: Medianstellung (links), Intermediärstellung (Mitte), „Kadaverstellung" (rechts). (Ø keine Beweglichkeit bei Inspiration und Phonation, freie Beweglichkeit der Stimmbänder)

Die genannten Unterschiede bei den Stimmbandstellungen basieren auf folgender anatomischer Grundlage:
- Wird der **N. laryngeus cranialis** ausgeschaltet, fehlt die Stimmbandspannung, es resultiert ein ovalärer Stimmbandspalt bei erhaltener respiratorischer Funktion.
- *Einseitige* Schädigung des **N. laryngeus cranialis** und **caudalis**:
  - Das Stimmband steht still in Medianstellung, es ist nicht gespannt;
  - die Stimme klingt leise, belegt und verhaucht; sie ermüdet schnell;
  - eine Luftnot tritt nur bei starker körperlicher Belastung auf.
- *Beidseitige* Schädigung des **N. laryngeus cranialis** und **caudalis**:
  - Die Stimmbänder sind schlaff und stehen in Medianstellung,
  - die Stimme klingt schwächer,
  - der Stridor ist nicht so stark ausgeprägt.
- *Einseitige* Schädigung des **N. recurrens** (z. B. nach Strumektomie):
  - Das Stimmband steht in Medianstellung und ist gespannt,
  - leise bis normal-laute Stimme klingt klar, laute Stimme klingt heiser
  - Luftnot ist auch bei Anstrengung kaum vorhanden.
- *Beidseitige* Schädigung des **N. recurrens**:
  - Die Stimmbänder stehen in Medianstellung und sind straff,
  - die Stimme klingt klar,
  - es ist ein erheblicher inspiratorischer Stridor vorhanden.

> Außer bei der Rekurrensparese nach Strumektomie, bei der die Ursache klar ist, muß immer eine Tumorsuche im Halsbereich, eine neurologische und eine pulmologische Untersuchung veranlaßt werden.

6.4.2 Fehlender Stimmbandschluß: Verschlucken

Bei fehlendem Stimmbandschluß im Zusammenhang mit sensiblen Störungen (z. B. Schädelbasisprozesse oder zentrale Störung) kommt es bei jeder Nahrungsaufnahme zum Verschlucken. Die daraus resultierende Bronchopneumonie ist schwer beherrschbar.

6.4.3 Stimmstörung (Dysphonie, Aphonie)

Ist die Stimme nur in geringem Ausmaß „belegt", wird dies oft als charakteristische Eigenart des Betroffenen empfunden. Man denke nur an die Stimme von Zarah Leander oder v. a. an Bill Ramsey. Erst wenn die Stimme so heiser ist, daß sie kaum mehr wahrgenommen werden kann, wird auch der Laie dies sofort als „Krankheit" erkennen. Die Beurteilung kann einerseits nur von einem „geschulten Ohr" erfolgen, andererseits unterliegt die Beurteilung auch dem persönlichen Geschmack.

Stimmstörungen sind häufig und multikausal. Es ist zwischen organischer oder morphologischer Dysphonie einerseits und funktioneller Dysphonie andererseits zu unterscheiden.

Jede sichtbare *morphologische Veränderung* im Bereich der *Rima glottis* (Stimmbandritze) führt zu einer Heiserkeit (Dysphonie) oder zu einer Stimmlosigkeit (Aphonie). Sie sind an Veränderungen der Farbe (Entzündung), der Form (Polyp, Ödem, Tumor) oder der respiratorischen Funktion (z. B. Parese) zu erkennen.

Von einer *funktionellen Dysphonie* sprechen wir, wenn eine solche morphologische Veränderung nicht erkennbar ist: Funktionelle Dysphonien sind Störungen des Stimmklanges und durch eine Einschränkung der stimmlichen Leistungsfähigkeit gekennzeichnet, ohne daß morphologische Veränderungen erkennbar sind. Die Stimmbänder öffnen und schließen sich grob morphologisch normal. Solche Störungen sind verursacht durch Veränderungen der Stimmbandspannung. Bei einer zu starken Spannung liegt eine „hyperfunktionelle" Dysphonie vor, bei einer zu geringen eine „hypofunktionelle" Dysphonie.

Bei der morphologischen und der hyperfunktionellen Dysphonie verstärkt sich nach Anhebung der Lautstärke die Heiserkeit; bei der hypofunktionellen Dysphonie wird die Stimme klarer.

Geprüft wird dies, indem man den Patienten Zahlen von 1 bis 10 in normaler und in maximaler Lautstärke sprechen läßt.

Ist isoliert der M. vocalis geschwächt, bleibt bei Phonation ein ovalärer Glottisspalt, sog. *„Internusschwäche"*. (Diesen Befund finden wir z. B. häufiger bei einer Greisenstimme.)

Erfolgt bei der Phonation im Bereich der vorderen zwei Stimmbanddrittel ein kompletter Stimmbandschluß, im Bereich der Aryknorpel bleibt jedoch ein Restspalt, wird häufig von einer *„Transversusschwäche"* gesprochen. Diesen Befund finden wir häufig bei einer hyperfunktionellen Dysphonie, v. a. bei Frauen.

Mit der einfachen indirekten Laryngoskopie erhalten wir bereits wichtige Informationen über den Kehlkopf. Dem Phoniater (Facharzt für Stimm- und Sprachstörungen) stehen jedoch noch weitere Untersuchungsmöglichkeiten zur Verfügung. (Auch der Allgemeinarzt sollte von diesen Möglichkeiten wissen, damit er einen Patienten mit entsprechenden Beschwerden gezielt „an die richtige Adresse" weiterleiten kann.)

Stroboskopie. Mit der einfachen Laryngoskopie können die groben Bewegungen der Stimmbänder beurteilt werden, die einzelnen Schwingungen können aber nicht gesehen werden. Dies ist mit dem einfachen Verfahren der Stroboskopie möglich (Abb. 6.14). Das Prinzip ist folgendes: Wird z. B. ein Ton von 100 Hz gesungen, schwingen die Stimmbänder in der Sekunde 100 mal. Werden über eine Blitzfolge von der gleichen Frequenz die Stimmbänder beobachtet, sind die Stimmbänder immer in der gleichen Postition zu erkennen. Wird jedoch die Blitzfolge um 1% auf 99 Hz verlangsamt, ändert sich langsam das Bild; die Stimmbandschwingung ist in einer jetzt langsam ablaufenden Änderung der Schwingungsphase zu erkennen. Technisch erfolgt dies bei den heutigen Stroboskopen so, daß die Blitzfolge durch ein Kehlkopfmikrophon gesteuert wird und die Blitzfolge 1,5% langsamer als die echte Stimmbandschwingung ist. Das lupenlaryngoskopische Bild läßt deutlich erkennen, daß einerseits die Schwingungsweite beurteilt werden kann: *Amplitude*. Aus dem Schwingungsablauf der Stimmbänder ist zu ersehen, daß sich die Schleimhaut unabhängig von der Amplitude bewegt. Dies ist als *Randkantenverschiebung* laryngoskopisch zu beobachten.

Schleimhautveränderungen, die auch nur sehr diskret in die Tiefe reichen, lassen eine umschriebene Einschränkung der Randkantenverschiebung beobachten. Die Stroboskopie ist also auch v. a. bei beginnenden Tumoren anderen Untersuchungsmethoden in der Diagnostik überlegen.

Jede funktionelle Stimmstörung findet ihren Niederschlag in einer unregelmäßigen, verringerten oder vermehrten Randkantenverschiebung und verringerten oder verbreiterten Amplitude.

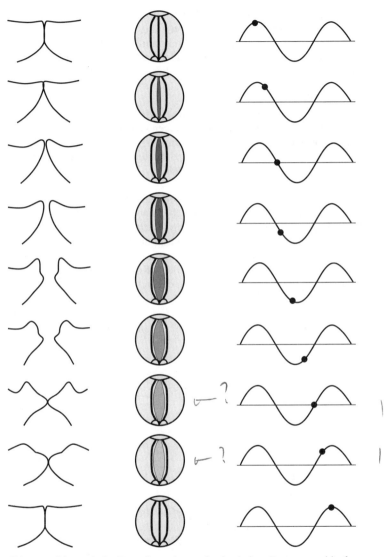

Abb. 6.14 Schematische Darstellung des stroboskopischen Bewegungsablaufes einer Stimmbandschwingung

Maximale Phonationsdauer ("MPD"). Eine Stimme klingt klar, wenn die Stimmlippen bei der Phonation synchron aneinander schlagen. Bei einem inkompletten Stimmbandschluß, z. B. bei einem Polypen oder bei einer Nervenschädigung bleibt während der Phonation ein Restspalt, es entweicht Nebenluft (in diesen Fällen spricht man oft von einer „verhauchten" Stimme). Die maximale Phonationsdauer wird in diesen Fällen verringert sein.

Die maximale Phonationsdauer wird auf dem Vokal „A" oder auf dem Konsonanten „M" bei geringer Lautstärke und angenehmer Tonhöhe geprüft. Sie liegt bei normaler Lungenfunktion zwischen 22 Sekunden (bei der Frau) und 30 Sekunden (beim Mann). Unter 10 Sekunden ist die MPD pathologisch.

Sprech- und Singstimmfeld. Die Kinderstimme entwickelt ihren Umfang erst allmählich. In den ersten Lebensmonaten liegt die Stimmhöhe bei a^1 (440 Hz), die Tonhöhe wird praktisch nicht variiert. Mit ~1 Jahr liegt der Tonumfang bei einer Sekund, mit ~5 Jahren bei einer Quint und erst mit ~7 Jahren wird eine Oktave erreicht. Mit 13-15 Jahren tritt der Stimmwechsel (*Mutation*) ein. Beim Knaben wird die Stimme an der oberen Grenze um eine Sext, an der unteren um etwa eine Oktave

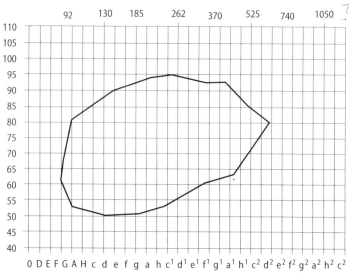

Abb. 6.15 Singstimmfeld eines Mannes

tiefer und dunkler. So liegt das Sprechstimmfeld des Mannes zwischen G und c (98-131 Hz), bei Frauen eine Oktave höher (Abb. 6.15).

Die Klarheit oder Heiserkeit gibt noch keine Auskunft über die Leistungsfähigkeit einer Stimme. Hierzu untersucht man das Singstimmfeld (= Phonetogramm). Zur Erstellung eines Phonetogrammes werden vorgegebene Töne möglichst laut und möglichst leise gesungen. Das Stimmfeld eignet sich hervorragend zur Überprüfung der Stimme im Laufe einer Stimmübungs-Behandlung.

6.5 Untersuchungen zur Sprache

Die Sprache ist die sozial wichtigste Kommunikationsmöglichkeit des Menschen. Für den Normalhörenden und Normalsprechenden ist eine Störung der Sprache kaum nachvollziehbar. Eine Sprachstörung verhindert eine aktive Kommunikation mit der Umwelt, der Umwelt andererseits fehlt meist der Wille zum Verständnis des Erkrankten, weshalb sie bewußt oder unbewußt den Betroffenen sehr schnell ausschließt. Die Bedeutung der Sprache steht außer Zweifel, und dennoch hat man den Eindruck, daß viele Ärzte einer Sprachstörung hilflos gegenüber stehen. Nur so ist es zu erklären, wenn den Eltern von 3-jährigen, noch nicht sprechenden Kindern gesagt wird, daß das Kind nur sprechfaul sei und alles noch kommen werde.

Aufgabe eines HNO-Untersuchungskurses muß es also auch sein, dem Arzt einige einfache Anhaltspunkte zu geben, damit er später wenigstens grobe Störungen der Sprache einordnen kann.

Normale Sprachentwicklung:
Im Alter von
- 4-5 Mon.: 1. Lallphase: Spielen mit Stimme und Artikulationsorgan;
- 6-8 Mon.: 2. Lallphase: Nachahmen sprachspezifischer Betonungsmuster (hierzu ist schon ein aktives Hören erforderlich);
- ca. 8 Mon.: erstes Sprachverständnis;
- 12-18 Mon.: Einwortsätze, Wortschatz ca. 50 Wörter; einfache Aufforderungen werden befolgt;
- 18-21 Mon.: Zweiwortsätze, ca. 200 Wörter;
- 24-36 Mon.: Mehrwortsätze, Verneinung, Frage;
- 36-60 Mon.: komplexere Sätze, grammatische Fehler werden seltener.

Sprachentwicklungsstörung. Auf folgende Punkte muß geachtet werden:
- Mundmotorik:
  - Saugen, Essen, Schlucken, Mimik;
  - Lippenmotorik;
  - Zunge, weicher Gaumen.
- Nonverbale Kommunikation:
  - Blickkontakt zur Umgebung;
  - Gestik;
  - Zeichnen.
- Lateralität (eine Sprachentwicklungsstörung geht häufig mit einer verspäteten oder fehlenden Entwicklung der Lateralität einher):
  - Händigkeit: Kind soll einen rollenden Ball aufheben oder etwas zeigen;
  - Äugigkeit: Schauen durch ein Loch;
  - Beinigkeit: hüpfen auf einem Bein;
  - Ohrigkeit: Kind soll an einer Uhr lauschen, ob sie tickt. Sehr häufig findet sich eine gekreuzte Lateralität.
- Dyslalie = Stammeln: unkorrekte Aussprache von Konsonanten, z. B. Ersetzen („Dater" statt Kater), Auslassen von Konsonanten („Daktor" statt Traktor) oder eine Fehlbildung (am bekanntesten ist ein Sigmatismus).

  Eine Dyslalie wird erfaßt, indem ein sog. Lautbestand aufgestellt wird. Hierzu werden dem Kind verschiedene altersgerechte Bilder vorgelegt, die benannt werden sollen. (Durch einfaches Nachsprechen können inkonstante Verstammelungen übersehen werden.)

  Im Alter von 4 Jahren sollten konstante Verstammelungen nicht mehr auftreten, andernfalls ist eine Stimmübungsbehandlung einzuleiten.
- Grammatik;
- Wortschatz, aktiv und passiv.

6.6 Rhinophonie

Rhinophonie oder Rhinolalie bedeutet Näseln. In der deutschen Sprache gibt es drei nasale selbstlautende Konsonanten: „m", „n" und „ng". Bei allen übrigen Konsonanten und Vokalen ist der Nasenraum vom Mesopharynx durch das angehobene Gaumensegel abgeschlossen = nicht-nasale Laute. Bei der *Rhinophonia clausa* werden die nasalen

Laute (m, n, ng) nicht durch die Nase gesprochen. Dieser Befund ist jedem von uns von einem starken Schnupfen her bekannt.

Bei der *Rhinophonia aperta* gelingt auch bei den nicht-nasalen Lauten kein kompletter Gaumensegelschluß.

Die Untersuchung auf eine offene Rhinophonie ist einfach:
- „a – i-Probe von Gutzmann": Man fordert den Patienten auf, „A – I" zu sagen. Bei der Wiederholung wird dem Patienten die Nase zugehalten. Hat das Nasezuhalten einen Einfluß auf den Stimmklang der Vokale, liegt ein offenes Näseln vor.
- Spiegelprobe nach Czermack: Dem Patienten wird eine spiegelnde Metallplatte unter die Nase gehalten. Werden die Nasale „m", „n" und „ng" gesprochen, bildet sich auf der Metallplatte ein schmetterlingsförmiger Beschlag. Liegt ein offenes Näseln vor, findet sich ein solcher Beschlag auch bei „pa", „pe", „pi", „po", „pu".
- Phonendoskop: Das Phonendoskop ist der gleiche Schlauch, der schon als „Hörschlauch" bei der Tubenfunktionsprüfung eingesetzt wurde. Wird eine Olive in ein Nasenloch gehalten, ist deutlich eine Nasalität zu hören.

6.7 Aphasien

Aphasien sind *zentrale* Sprachstörungen, die sich als Beeinträchtigung aller Komponenten des Sprachsystems äußern. Unterschieden werden muß eine **motorische** oder **Broca-Aphasie** von der **sensorischen** oder **Wernicke-Aphasie**. Bei der *sensorischen Aphasie* steht die Störung des Sprachverständnisses im Vordergrund. Eine einfache Orientierung gelingt in der Regel schon mit dem *Drei-Blatt-Test* von Pierre Marie: Man legt vor den Patienten ein großes, mittleres und kleines Blatt Papier hin und fordert ihn auf, das große Blatt dem Arzt zu geben, das mittlere Blatt selbst zu nehmen und das kleine Blatt auf den Boden zu legen.

Ausgefeilter ist der 1962 entwickelte *Token-Test*, der nach dem gleichen Prinzip wie der Dreiblattest arbeitet. Vor den Patienten werden große und kleine Vierecke und Kreise gelegt in den Farben weiß, blau, grün, gelb und rot. Der Patient wird dann aufgefordert, z. B. den großen weißen Kreis und das kleine grüne Viereck zu nehmen.

Der Token-Test ist ein einfacher, orientierender Test, ob eine Aphasie vorliegt oder nicht. Ist er positiv, muß weiter untersucht werden, welcher Art die Aphasie ist.

7 Äußerer Hals, Parotis, Glandula submandibularis

Die **Bedeutung** der Untersuchung der äußeren Halsregion ergibt sich aus der Tatsache, daß etwa $1/3$ aller Lymphknoten des Körpers am Hals lokalisiert sind. Abgesehen von Schild- und Speicheldrüsenvergrößerungen sind ungefähr 50% aller Halsschwellungen Lymphome. Von diesen sind wiederum 40% Tumormetastasen.

7.1 Halsregionen

Voraussetzung für eine korrekte Untersuchung und Zuordnung der Befunde ist die Kenntnis der einzelnen Halsregionen. In der *Vorderansicht* reicht das zu untersuchende Gebiet vom Unterrand der Mandibula bis zur Clavicula (Abb. 7.1).

Für die regionale Einteilung sind **4 Muskeln** von Bedeutung: M. sternocleidomastoideus, M. trapezius, M. omohyoideus und M. biventer. Zwischen den beiden Mm. sternocleidomastoidei findet sich

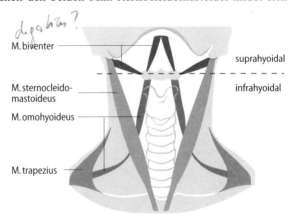

Abb. 7.1 Einteilung der ventralen Halsregion nach den vier Kennmuskeln: 1 M. sternocleidomastoideus, 2 M. biventer, 3 M. omohyoideus, 4 M. trapezius (*grau* laterale Halsregion, *weiß* mediale Halsregion)

die *Regio colli mediana* mit dem Trigonum supra- und infrahyoidale. In der Mitte lassen sich von oben nach unten das Zungenbein, die Schildknorpelplatten und unmittelbar darunter der Ringknorpel tasten.

Zwischen den Hinterrändern der Mm. sternocleidomastoidei und den Vorderrändern der Mm. trapezii liegt die *Regio colli lateralis* mit dem oberen und dem unteren seitlichen Halsdreieck. Beide werden durch den M. omohyoideus getrennt.

Allgemeine anamnestische Bezüge

- *Alter*: z. B. Lymphome sind bei Kindern seltener bösartig;
- *Geschlecht*: z. B. Sjögren'sche Erkrankung besonders bei Frauen;
- *Wachstum*: schnell, langsam wachsend;
- *Verlauf*: keine Befundänderung in 3-4 Wochen (signum malum);
- *Ausbreitung*: generalisiert oder vereinzelt (Abb. 7.2).

Inspektorisch oder palpatorisch zu beachtende Befunde

- Veränderungen der äußeren Haut: Narben, Radioderm, Dermatosen, Venenstauungen, Pigmentflecken (!), Fistelöffnungen werden leicht übersehen (branchiogene Fisteln).

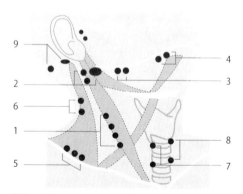

Abb. 7.2 Regionäre Lymphknoten *1* untere Jugularisgruppe, *2* obere Jugularisgruppe, *3* submandibulär, *4* submental, *5* supraclaviculär, *6* oberflächliche Halslymphknoten, *7* paratracheal, *8* prätracheal, *9* occipital

- Stellung und Beweglichkeit des Kopfes (z. B. Schonhaltung bei Abszessen, Schiefhals);
- Region, ein-, doppelseitig, in der Mittellinie;
- organgebunden (Speichel-, Schild-, Lymphdrüse)/nicht organgebunden;
- entzündlich/nicht-entzündlich;
- primär/sekundär (welcher Ursprung);
- Größe, Form, weich/hart, elastisch (z. B. Zyste, eingeschmolzener Knoten);
- Tumor: verschieblich, verwachsen, Pulsation (Auskultation);
- Malignitätszeichen: Schmerzen nicht-entzündlicher Art, exulzerierend, unverschieblich, Fazialisparese (bei Parotistumor).

Tumorklassifikation von Lymphknoten

- N_0 = keine Lymphknoten;
- N_1 = beweglich, homolateral;
- N_2 = beweglich, aber bilateral;
- N_3 = fixiert.

Allgemeine Untersuchungstechnik. Die Beurteilung von „Halsschwellungen" wird zu Unrecht als einfach angesehen. Sie erfordert topographische Kenntnisse, Fingerspitzengefühl und Übung. Die Palpation muß bei leicht nach vorn gebeugtem Kopf erfolgen, um hindernde Verspannungen zu vermeiden. Die Untersuchung des *vorderen* Halsbereiches erfolgt am leichtesten von dorsal her, die *nuchalen* Bereiche tastet man am besten von ventral.

Neben Vergrößerungen der Glandula submandibularis (typische Lage!), der Schilddrüse und Tumoren jeder Art sind es v. a. die verschiedenen *Lymphknotengruppen*, welche systematisch in folgenden 4 Richtungen abgetastet werden müssen (Lymphknoten werden meist erst ab 1 cm Durchmesser palpabel) (Abb. 7.3).

- *horizontal*: Submental → submandibulär (Kieferwinkel);
- *abwärts*: Kieferwinkel → Vorderrand des M. sternocleidomastoideus → Jugulum;
- *horizontal*: Jugulum → Supraclaviculargrube → unterer Trapeziusrand;
- *aufwärts*: unterer Trapeziuspol → Vorderrand des Trapezius → Warzenfortsatzspitze.

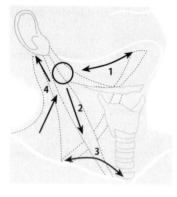

Abb. 7.3 Untersuchungsrichtungen bei der Palpation, ausgehend vom Kieferwinkel (Kreis) (in der Reihenfolge der Nummern werden die Halsregionen untersucht)

7.2 Parotis

Im Normalzustand ist diese große Kopfspeicheldrüse nicht erkennbar. Sie liegt mit dem oberen Teil in der Fossa retromandibularis zwischen dem äußeren Gehörgang und dem aufsteigenden Unterkieferast sowie mit dem unteren Teil zwischen Warzenfortsatzspitze und Kieferwinkel unter dem Ohrläppchen. Die Obergrenze liegt am Jochbogen. Der untere Teil wird öfter mit Kieferwinkeldrüsen verwechselt (Abb. 7.4). Der etwa 6 cm lange Ausführungsgang (Ductus Stenoni) mündet in der Wangenschleimhaut gegenüber dem 2. oberen Molaren.

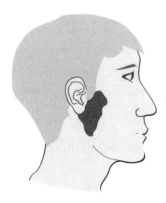

Abb. 7.4 Lage der Parotis

Neben der äußeren Inspektion und Palpation der Parotis ist in jedem Fall diese Mündung auf Schwellung und Rötung und das exprimierte Sekret nach Art und Menge zu überprüfen.

Die *Sekretgewinnung* erfolgt, indem der senkrecht gestellte Spatel zwischen Wange und oberer Zahnreihe eingeführt wird, um die Wange von der Zahnreihe abheben zu können. Das Ostium des Ductus Stenoni muß sicher einsehbar sein. Mit der freien Hand wird die Parotis vom Ohr her in Richtung Mundwinkel kräftig ausgestrichen.

7.3 Glandula submandibularis

Die Glandula submandibularis wird bei Vergrößerung häufig als Lymphom verkannt. Sie unterscheidet sich von diesem jedoch durch ihre typische Lage in der Mitte des horizontalen Unterkieferastes, deutlich vom Unterrand nach medial abgrenzbar. Im Zweifelsfall bringt die Inspektion des Ausführungsganges (Ductus Whartoni) mit der Mündung unmittelbar neben dem Frenulum Klarheit.

Zur *Sekretgewinnung* wird der senkrecht gestellte Spatel zwischen Zahnreihe und Zungenrand eingeführt und dieser nach medial gedrängt bzw. die Zungenspitze angehoben. Indem mit der flachen freien Hand der seitliche Mundboden von hinten nach vorn über die Drüse hinweg ausgestrichen wird, kann an der *Caruncula* das austretende Exprimat beobachtet werden.

Speichelsteine sitzen oft im Ausführungsgang. Sie sind bimanuell zu ertasten (palpierender Zeigefinger enoral auf den Mundboden und Gegenhand von unten gegen den Mundboden).

7.4 Fisteln

Unter Fisteln sind pathologische Absonderungen aus engen Öffnungen zu verstehen, welche länger als ungefähr 10 Tage bestehen.
Ursachen.
- Infizierte branchiogene Zyste,
- infizierte Lymphknoten,
- Entzündungen in einem tieferen, ungeklärten Quellgebiet,
- Tuberkulose,
- retikulär-abszedierende Lymphadenitis – Aktinomykose, Katzenkratzkrankheit, Tularämie.

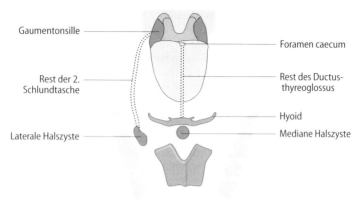

Abb. 7.5 Mediane und laterale Halszysten

Die *medianen Halszysten* entstammen dem Ductus thyreoglossus, der im Foramen caecum am Zungengrund endet. Der Gang zieht durch den Zungenbeinkörper (Abb. 7.5).
Die *lateralen Halszysten* entstammen dem 2., 3. oder 4. Kiemenbogen. Ihr Gang zieht zwischen der Karotisgabel bis in den oberen Tonsillenpol.

7.5 Differentialdiagnostische Hinweise für die Halsuntersuchung

Die folgende Übersicht soll einen Eindruck von der diagnostischen Vielfalt, aber auch den differentialdiagnostischen Schwierigkeiten geben, um die Notwendigkeit einer gekonnten und gründlichen Untersuchung des Halses zu unterstreichen.

Organgebundene Vergrößerung

Vergrößerte Lymphknoten entzündlicher Art.
- Unspezifische Entzündungen stehen bezüglich der Häufigkeit an erster Stelle.
- Spezifische Entzündungen: Tbc (meist nur ein Lymphbezirk; Mb. Boeck: zahlreiche Drüsen), Lues, Heerfordt Syndrom (epithe-

loidzellige, granulomatöse Reaktion im retikulohistiozytären System), Katzenkratzkrankheit (Virus), Toxoplasmose (tierische Einzeller), Mononucleose ($^2/_3$ haben relativ indolente Nackenlymphknoten, Epstein-Barr-Virus), Tularämie (Zoonose).
- Bei Infektionskrankheiten (Rubeolen: nuchale oder retroaurikuläre Drüsen).

Vergrößerte Lymphknoten nicht-entzündlicher Art.
- gutartige Tumoren;
- maligne Tumoren;
- Mb. Hodgkin (maligne Lymphogranulomatose mit Störung der zellulären Abwehr, erstes Symptom sind meist die Halsdrüsen);
- Mb. Non-Hodgkin (maligne lympho-retikuläre Tumoren: low grade, high grade);
- Metastasen (40% aller Lymphknotentumoren); bei Epipharynxtumoren in 25% der Fälle Erstsymptom;
- Leukämie: Je akuter, umso kleiner sind die Lymphdrüsen.

> Jedes Malignom ist bei unklarem Ursprung zunächst als metastatisch anzusehen, d. h. es muß sehr genau nach einem Primärherd gesucht werden.

Vergrößerte Schilddrüse.
- entzündlich (akut, chronisch: Hashimoto-Thyreoiditis, Riedel'sche Struma);
- gut- und bösartige Tumoren (0,5%).

Vergrößerte Speicheldrüsen.
- akute Entzündung: sehr oft viral: Mumps, Zytomegalie, Coxsackie-Infektionen;
- chronische Entzündung: chronisch sklerosierende Sialadenitis (Küttner-Tumor), myoepitheliale Sialadenitis (Sjögren), epitheloidzellige Sialadenitis (Heerfordt-Syndrom oder Febris uveo-parotidea), Tbc, Strahlensialadenitis;
- Sialolithiasis;
- Sialadenose (Sialose) durch Antihypertensiva, endokrine Störungen usw.;
- gutartige Tumoren: pleomorphes Adenom (Parotismischtumor), Zystadenolymphom;
- bösartige Tumoren 20-30% aller Speicheldrüsentumoren.

Nicht-organgebundene Vergrößerungen

Solche Vergrößerungen haben im allgemeinen eine weniger typische Lage und sind oft schlecht abgegrenzt.
- Entzündungen oberflächlicher (z. B. Aktinomykose) oder tiefer Art;
- Entzündungen nicht-entzündlicher Art:
  - Atherome, Dermoidzysten;
  - vaskuläre Tumoren: Hämangiom, Lymphangiom, Glomustumor (= Chemodektom = nicht-chromaffines Paragangliom), Aneurysma;
  - Neurinom, Lipom;
  - mediane und laterale Halszysten;
  - Laryngozele;
  - Hypopharynxdivertikel.

Sachverzeichnis

A

Adenoide Vegetationen 93
AEP s. Akustisch evozierte Potentiale
Aktinomykose 137
Akustisch evozierte Potentiale 52
Anamnese 3
Angina PLAUT-VINCENT 107
Anthelix 14
Antitragus 14
Aphasie 131
Aphonie 125
Aphthe 107, 110
Apnoe 123
Articulus cricothyreoideus 112
aryepiglottische Falte 111
Audiogramm (s. auch Hörschwellenaudiogramm) 28, 35
Audiogrammbilder 38
Ausfallnystagmus 60
Autophonie 56

B

BARANY'scher Zeigeversuch 66
BERA s. Hirnstammaudiometrie
Blindgang 66
BROCA-Aphasie 131

C

Carcinoma in situ 109
Cartilago arytaenoides 112
- cricoides 112
- thyreoides 112

Caruncula 104, 137
Cavum nasi 71, 80
- Eingangsregion 71
- Einteilung in Quadranten 71
- Isthmus 72
Columella 70
Computertomographie der Nasennebenhöhlen 84
- des Ohres 21
Cornu inferior 112
- superior 112

D

dB 25
- Rechnen mit 26
dB [HL] 27
dB [SPL] 27
DE KLEIJN'Probe 65
dichotischer Diskriminationstest 48
Diphtherie 107
Diskrimination 47
- sverlust 47
Drehprüfung 67
Druckschmerz am Ohr 23
Ductus STENONI 136
Ductus WHARTONI 137
Dyslalie 130
Dysphagie 99
Dysphagie, funktionelle 99
Dysphonie 125
Dysplasie, Zell- 109
Dyspnoe 123

E

Elektronystagmographie (ENG) 63
Epiglottis 112
Epipharyngoskopie 94
Epipharynx 93
- Anatomie 93
- Bedeutung 93
- Symptome 96
Erythroplakie 109
EUSTACHI'sche Tube s. Tube
Exostose 16

F

FELDMANN'Test 48
Fisteln, Hals- 137
Fistelsymptom 65
FOWLER Test 41
Freiburger Sprachverständlichkeitstest 45
FRENZEL'Brille 61
- Schema 62

G

Gaumen 105
Gaumentonsille 98, 106
Gehörgang 15, 23
- Achse 15
- pathologische Befunde 23
Geräuschaudiogramm nach LANGENBECK 43
Geruchsprüfung 91
Geruchsstörung 75
Geschmacksprüfung 91
Glandula submandibularis 137
Gleichgewichtsprüfung 59
Glottis 111

H

Haarzellen, äußere 29
Haarzellen, innere 29
Halslymphknoten 134
- Untersuchungstechnik 135
- Vergrößerung 138
- - entzündlich 138
- - nicht-entzündlich 139
Halsregionen 133
Halszyste, laterale 138
Halszyste, mediane 138
Hammerfortsatz, kurzer 18
Hammergriff 18
HEERFORDT-Syndrom 108
Helix 14
Herpangina 107
Hiatus semilunaris 72
Hirnstammaudiometrie 53
HNO-Erkrankungen, Häufigkeit 1
- Komplikationen 1
- Notfälle 1
- Querverbindungen 2
HOFMANN, FRIEDRICH 5
Hörabstandsprüfung 34
Hörbahn 30
Hörermüdung, pathologische 49, 51
Hörprüfung 25, 30
- diagnostische Ziele 31
- Einteilung 31
- objektiv 48
- semiobjektiv 36
- subjektiv 34
Hörschwellenaudiogramm 35
Hörstörung, Diagnose 33
- Lokalisation 33
- graduelle Einteilung 34

Hörteste, überschwellige 40
Hörverarbeitung 30
Hörverlust [%] 47
Hörverlust [dB] 47
Hörvorgang, Abschnitte 29

I

Impedanz 48
Innenohrschwerhörigkeit 38
Internusschwäche 125
Isthmus faucii 98, 106
- nasi 72

J

Jochbein 13

K

Kakosmie 75
kalorische Prüfung 67
Kehlkopf 111
- Anatomie 111
- Bedeutung 111
- Gerüst 112
- Innervation 115
- Inspektion 116
- Leitsymptome 123
- pathologische Befunde 122
Kernspintomographie 86
Kernspintomographie des Ohres 21
Kiefergelenk 13
Kopfschüttelnystagmus 64
KOPLIK'sche Flecken 109

L

Lagenystagmus 64
Lagerungsnystagmus 64
Lärmtrommel 35
Laryngoskopie, direkte 117
- indirekte 117
- - Spiegelbild 120
- - Spiegeltechnik 117
- - Würgereflex 118
Larynx s. Kehlkopf
Lautbestand 130
Lautheit 26
Leukoplakie 104, 109
Lichen ruber 104, 109
Lichtquelle 7
Ligamentum conicum 112
- cricothyreoideum 112
Lingua s. Zunge
Lingua geographica 104
- plicata 104
- scarlatina 104
Locus KIESSELBACHII 79
Lymphknoten, Tumorklassifikation 135

M

M. arytaenoideus 114
- biventer 133
- cricoarytaenoideus posterior 113
- cricoarytaenoideus lateralis 114
- cricothyreoideus 114
- levator veli palatini 55
- omohyoideus 133
- stapedius 49
- sternocleidomastoideus 133
- tensor veli palatini 55
- thyreoarytaenoideus 115
- trapezius 133
Magnetresonanztomographie (MRT) s. Kernspintomographie
MATZKER'Test 48

Mesopharynx 98
METZ'Recruitment 43, 49
Mittelohrdruck 55
Morbus PFEIFFER 107
MRT s. Kernspintomographie
Mund 97
- Motorik 130
- Untersuchungstechnik 100
- - Abwehrreflexe 100
- - Instrumentarium 100
- - Palpation 100
Mutationsstimme 128

N

N. laryngeus inferior 116
- laryngeus superior 115, 124
- recurrens s. N. laryngeus inferior 124
Nase 69
- äußere 77
- Irritation 75
- Obstruktion 75
- Sekret 75
- Stenose 75
- Symptome 74, 76
Näseln s. Rhinophonie
Nasenatmung s. Nasenluftpassage
Nasenbasis 78
- gang, mittlerer 72
- - oberer 72
- - unterer 71
Nasenluftpassage, behinderte 86, 90
- Muschelfaktor 90
- Prüfung 86
Nasenlumen, Einteilung 69
- Formelemente 71
Nasennebenhöhlen, Anatomie 73
Nasenspekulum, Haltung 80
Nasopharynx s. Epipharynx

Normalbefund Ohr 19
Nystagmus 60
- Blickrichtungs- 61
- Dokumentation 62
- experimenteller 65
- Lage- 64
- Lagerungs- 64
- Provokations- 63
- Spontan- 61

O

OAE s. Otoakustische Emissionen
Odynophagie 99
Ohrmuschel 13
- Inspektion 14
- pathologische Befunde 23
Ohrtrichter 15
- Einführung 15
- Haltung 16
Ohrtrompete s. Tube 55
Oropharynx 98
Os nasale 77
osteomeatale Einheit 72
Ostium maxillare 72
Otoakustische Emissionen 41, 52
Otoskop 7

P

Parotis 136
Pars flaccida 18
Peritonsillarabszess 107
peritonsillärer Raum 98
Petiolus 112
Phonationsdauer, maximale 126
Phonendoskop 131
Phonetogramm 128
Planum mastoideum 14
POLITTZER-Versuch 56
Postcricoidregion 121
Presbyacusis 25

Proc. frontalis des Os maxillare 77
Proc. muscularis 113
Proc. uncinatus 72
Proc. vocalis 113
Provokationsnystagmus 63
- Untersuchung 63

R

Rachen 97
- Etageneinteilung 97
- Symptome 99
Recessus piriformis 111
Recruitment 40
- Definition 42
- Nachweis 40
Reflex-Decay 51
Regio colli lateralis 134
- - mediana 134
- olfactoria 72
Region, präaurikulär 13
- retroaurikulär 13
Rhinomanometrie 88
- Flow 89
- Messprinzip 89
Rhinophonia 75, 130
- aperta 75, 130
- clausa 75, 130
- Untersuchung 131
Rhinoscopia anterior 78
- posterior 94
ROMBERG'Versuch 66
Röntgenaufnahme der Nasennebenhöhlen 84
- des Ohres 20
- nach SCHÜLLER 20
- nach STENVERS 20
ROSENMÜLLER'sche Grube 93
rotatorische Prüfung 67

S

Scapha 14
Schall 25
- Druck 25
- Leitung 29
- - Schwerhörigkeit 38
- Intensität 26
- Stärke 25
- Transformation 29
- Wellen 25
Schilddrüsenvergrößerung 139
Schleimhautveränderungen, Mund, Rachen 108
Schluckbehinderung 99
Schluckschmerz 99
Schwellenschwundtest nach CARHART 44
Schwerhörigkeit 33
- Einteilung, graduelle 34
- Innenohr 33
- kombinierte 39
- neurale 33
- Schalleitungs 33
Schwindel 57
- Ablauf 58
- Anamnese 57
- Provokation 59
- Qualität 58
SHRAPNELL-Membran 18
Singstimmfeld 128
Sinus piriformis 121
SISI-Test 43
Sitzhaltung des Patienten 6
Sitzposition des Untersuchers 6
SJÖRGEN-Syndrom 108
Sonographie der Nasennebenhöhlen 82
Soor 107
Speicheldrüsenvergrößerung 139
Speichelsteine 137

Spiegeln, Grundlage 5
- Schwierigkeiten 5
- Vorbereitung 8
Spiegelprobe nach CZERMACK 131
Spiegelreflex 18
Spontannystagmus 61
Sprachaudiogramm 46
Sprachentwicklung 129
Sprechstimmfeld 128
Stapediusreflex 49
- Audiometrie 49
- Schwelle 49
Stimmbandstellung 123
- „Kadaverstellung" 123
- Median- 123
- Paramedian- 123
Stimmgabelprüfung 35
Stimmlippenspanner 114
Stirnspiegel 6, 8
Stridor, inspiratorischer 123
Stroboskopie 126
- Randkantenverschiebung 126
- Schwingungsamplitude 126
subglottischer Raum 111
Symptomanalyse 4

T

Taschenband 117
Tensor-Tympani-Reflex 51
TOKEN-Test 131
Tonhöhe 25
Tonsilla palatina s. Gaumentonsille
Tonsilla pharyngica 93
Tonsillen-Zungengrundwinkel 104
TOYNBEE-Versuch 56
Tragus 14
Trommelfell 17
- Defekte 24
- Einteilung 17

- Farbe 24
- Perforationen 24
- Residuen 24
- Stellung 24
Tube 55
- Funktionsprüfung 49, 55
- offene 56
- Öffnung 93
Tympanogramm 49
Tympanometrie 49

U

UNTERBERGER'Tretversuch 66
Untersuchungsinstrumentarium 10

V

Vallecula 121
VALSALVA-Versuch 56
Vestibulum nasi 70
Ventriculus laryngis 111
Verschlucken 124
Vestibularis, Anatomie 57
vestibulospinale Reaktionen 65

W

WAGNER'scher Schüttelversuch 35
WALDEYER'scher Rachenring 98
WERNICKE-Aphasie 131
Würgereflex bei Kehlkopfspiegeln 118
- - Racheninspektion 100

Z

Zervikalnystagmus 64
Zunge 103
- Funktionsprüfung 105
Zyste, branchiogene 137

Beiräte

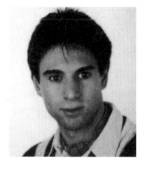

David Groneberg
geboren am 11. Dezember 1973 in Frankfurt/M., studiert seit 1993 Humanmedizin an der Justus-Liebig-Universität in Gießen.

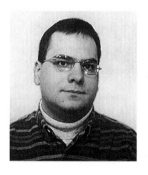

Volfgang Prugovecki
geboren am 14. Oktober 1970 in Offenbach. Nach einer Ausbildung zum Fremdsprachenkorrespondenten und Übersetzer seit 1993 Studium der Humanmedizin an der Goethe-Universität in Frankfurt/M.

P. Berlit
Basiswissen Neurologie
Mit Zeichnungen von Wolfgang Seeger

3., korr. u. aktualisierte Aufl. 1998. Etwa 500 S.
249 Abb. in Farbe, 111 Tab. Brosch. **DM 38,-**;
öS 278,-; sFr 35,- ISBN 3-540-63729-X

Ihr Wegweiser durch die Neurologie:
Knapp und anschaulich werden die wichtigsten neurologischen Krankheiten und ihre Leitsymptome beschrieben. Hervorragende anatomisch-pathologische Zeichnungen visualisieren die komplexen Zusammenhänge zwischen Ursachen und resultierenden Störungen.

Eine moderne Didaktik unterstützt den Lernprozeß:
Kurze Blicke auf das Wesentliche erleichtern das Repetieren, Definitionskästchen erschließen dem Studenten die Neurologie fast mühelos. Doch auch dem jungen Arzt in der Weiterbildung wird dieses Lehrbuch beim raschen Nachschlagen eine unentbehrliche Hilfe sein.

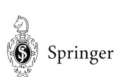

Preisänderungen vorbehalten.

H.-G. Boenninghaus
Hals-Nasen-Ohrenheilkunde
für Studierende der Medizin

Unter Mitarbeit von **T. Lenarz**

10., überarb. u. erg. Aufl. 1996. XXI, 517 S.
163 Abb. in 320 Einzeldarst., 72 in Farbe Brosch.
DM 42,-; öS 307,-; sFr 39,- ISBN 3-540-60396-4

Nach zehn Auflagen ist „der Boeninnghaus" nicht nur ein Lehrbuch, sondern eine Institution.

Seinen hervorragenden Ruf verdankt das Werk der Tatsache, daß der Autor in sorgfältigster Arbeit den Text auf die wesentlichen Fakten beschränkt und zusätzlich durch ein farbiges Layout gewichtet hat. Dabei diente auch diesmal der aktuelle Gegenstandskatalog als Grundlage.

Alle - größtenteils farbigen - Abbildungen wurden im Hinblick auf ihre Aussagekraft ausgewählt und konzipiert. Selbstverständlich wurden die klinischen Inhalte bei dieser Auflage unter Mitarbeit von T. Lenarz wieder aktualisiert.

Mit dem „Boenninghaus" halten Sie nicht nur den Schlüssel zu einer guten Examensnote in der Hand, Sie können auch sicher sein, daß sich Ihnen mit diesem Werk die Essenz der Hals-Nasen-Ohrenheilkunde erschließt.

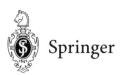

Springer

Preisänderungen vorbehalten.

Druck: Weihert-Druck GmbH, Darmstadt
Bindearbeiten: Weihert-Druck GmbH, Darmstadt